AF306118

DE LA

MORT RAPIDE PAR LE TRAUMATISME

CHEZ LES

SUJETS ATTEINTS DE NÉOPLASMES PROFONDS

PAR

Le Dr A. CERNÉ,

Ancien interne des hôpitaux de Paris,
Membre correspondant de la Société anatomique.

— ◦ — ⚬⚬ — ◦ —

PARIS

A. DELAHAYE et E. LECROSNIER, LIBRAIRES-ÉDITEURS

PLACE DE L'ÉCOLE DE MÉDECINE

—

1881

DE

LA MORT RAPIDE PAR LE TRAUMATISME

CHEZ LES

SUJETS ATTEINTS DE NÉOPLASMES PROFONDS

PAR

Le Dʳ A. CERNÉ,

Ancien interne des hôpitaux de Paris,
Membre correspondant de la Société anatomique.

————— ·•◦•◦•· —————

PARIS

A. DELAHAYE et E. LECROSNIER, LIBRAIRES-ÉDITEURS
PLACE DE L'ÉCOLE DE MÉDECINE

—

1881

DE LA

MORT RAPIDE PAR LE TRAUMATISME

CHEZ LES

SUJETS ATTEINTS DE NÉOPLASMES PROFONDS

INTRODUCTION.

Dans un mémoire, lu au Congrès de l'Association française pour l'avancement des sciences, tenu à Paris en 1878, notre maître, M. le professeur Verneuil, réunissant dix faits de sa seule pratique, émit une idée jusqu'alors passée sous silence, au sujet de la mort des cancéreux opérés.

Dans les dix faits qu'il rapportait, il s'agissait d'opérations pratiquées pour l'ablation de tumeurs néoplasiques ; les dix sujets étaient morts rapidement avec des accidents spéciaux, et l'on avait trouvé à l'autopsie des néoplasmes profonds préexistant évidemment à l'opération.

Dans cette note, dont nous ne trouvons qu'une analyse très succincte dans les bulletins du Congrès, M. Verneuil abordait donc un point touchant à ses travaux favoris sur

l'influence du traumatisme dans les états constitutionnels;
et il mettait en relief l'extrême gravité de ces cas, ainsi
que la marche particulière des accidents.

Quelque temps après, M. Verneuil inspirait une
thèse (1), où plusieurs faits remarquables de blessures accidentelles chez les mêmes sujets étaient cités, et qui se
rattachaient merveilleusement aux faits de son mémoire.

Cependant, si le sujet n'avait pas été étudié, ce n'était
pas que les faits fussent rares ; des recherches bibliographiques ont rassemblé, dans la littérature française et
étrangère, un grand nombre de faits analogues, mais
qui ont, pour la plupart, un grand défaut ; publiées
presque toutes avec des idées fort différentes, ou à
un tout autre point de vue, elles ne mentionnent souvent
pas des détails qui seraient essentiels, tels que l'examen
plus ou moins précis du malade, et la manière exacte dont
la mort est survenue. D'autres fois, ce sont même des sta-
tistiques sans autre détail.

Mais les faits bien observés jettent un grand jour sur
ceux qui sont incomplets, et leur réunion fera voir qu'ils
méritent vraiment une description d'ensemble. J'essaierai
de montrer, par leur comparaison, quel est leur lien, leur
cause commune, et ensuite combien ils intéressent la pratique chirurgicale.

Depuis les deux travaux que nous avons mentionnés,
M. Verneuil a eu lui même connaissance directe ou indirecte de quatre nouveaux exemples de même nature. L'un
d'entre eux s'est montré cette année même dans son service, lorsque nous avions l'honneur d'être son interne : la

(1) Bourras. Du pronostic des fractures chez les cancéreux. Th. Paris, 1879.

soudaineté et la rapidité foudroyante des accidents étaient
de nature à faire une impression profonde sur l'esprit de
tous ceux qui en ont été témoins; il nous a fait entreprendre l'étude plus directe de tous les faits épars dans la
science.

Il est possible que nous en ayons omis un certain nombre, que nous n'ayons point trouvé quelques travaux
émettant une appréciation conforme à nos conclusions; si
nous n'eussions été pressé par le temps, nous aurions
certainement fourni un plus grand nombre de documents;
cependant, on verra que nos indications bibliographiques
sont nombreuses. Soit que nous les citions seulement, soit
que nous en fassions une courte analyse, leur exactitude
peut être certifiée.

Nous donnerons les dix observations apportées par
M. Verneuil dans son mémoire, et dont la plupart d'ailleurs ont déjà été publiées, dans d'autres travaux et à un
autre point de vue.

Parmi les autres, se trouve, en première ligne, celle que
nous avons vue nous-même, puis deux faits cités par
M. Marchand dans un tout récent mémoire à la Société de
chirurgie.

La dédicace de ce travail à M. le professeur Verneuil,
ne sera qu'un faible témoignage de notre reconnaissance
pour ses savantes leçons, et les nombreuses marques de
son amicale bienveillance.

CHAPITRE PREMIER.

Définition.

Nous ne saurions dire que l'idée de considérer l'intervention chirurgicale comme funeste chez les cancéreux soit absolument neuve ; certains bons esprits nous reprocheront de combattre des obstacles imaginaires, et d'inventer des vérités qui courent le monde.

Pour bien nous faire comprendre, nous allons donc montrer ce que chacun sait, et exposer ce que nous voulons prouver de nouveau ; on verra que tous les auteurs qui ont traité cette question ont passé à côté de l'idée qui nous occupe.

Quand bien même, d'ailleurs, nous eussions seulement apporté des observations à l'appui d'une idée déjà proclamée, c'eût été une œuvre utile qui se fait tous les jours avec profit pour la science. Mais il n'en est rien.

Que disent tous les auteurs, que pensent tous les chirurgiens ? Qu'il ne faut pas opérer les cancers lorsqu'il existe, dans d'autres parties du corps, des tumeurs inaccessibles à l'action chirurgicale. Et quelles raisons en donnent-ils ? Nous allons citer les ouvrages classiques.

« On devra s'abstenir de l'opération (1), dit Littré, lorsqu'il existe des tumeurs qui ne peuvent pas être extirpées, et lorsque la cachexie cancéreuse est manifeste ; dans ce cas, le mal renaîtrait infailliblement, et les souffrances de l'opération ne serviraient qu'à hâter la fin des malades. »

(1) Littré. Dict. en 30 vol., t. VI, p. 317, art. Cancer.

« Il faut savoir distinguer la cachexie cancéreuse qui est une contre-indication de cet état de marasme et d'affaissement où entraînent les douleurs et les pertes, et qui ne contre-indique pas absolument l'opération...

« Le sarcocèle (1) se complique fort souvent de l'engorgement de l'un des viscères abdominaux, foie, pancréas, du squirrhe des ganglions mésentériques, de tumeurs cancéreuses développées dans l'abdomen. On sent quelquefois ces tumeurs par la palpation ; leur présence défend toute opération ; la castration n'a aucun succès en ces cas, et aggravera le mal. Ce n'est pas que la plaie du scrotum ne guérisse fort bien, et quelquefois même avec une étonnante célérité ; mais trois mois, six mois, un an après, de nouvelles douleurs lancinantes se font sentir dans l'abdomen, et la dégénération cancéreuse, réveillée plus terrible, tue le malade en peu de temps.

« N'oublions pas de rappeler que lorsque le testicule et le cordon spermatique sont vraiment cancéreux, l'abdomen renferme *presque toujours* des glandes, des tumeurs frappées par cette dégénération. Alors la fièvre hectique, le teint pâle et plombé, les coliques habituelles, la diarrhée, les nausées fréquentes sont les symptômes de cette période avancée de la maladie.

« A quoi servirait (2) d'emporter un sein ou un testicule cancéreux si on a de bonnes raisons de croire que le poumon ou le système lymphatique de l'abdomen sont déjà affectés ? »

La dernière ressource est dans l'ostéo-sarcome, dit Boyer (3), l'amputation de la partie malade lorsqu'elle est

(1) Montfalcon. Diction. en 60 vol., art. Sarcocèle, p. 29, p. 32.
(2) Delpech. Dict. en 60 vol., p. 682, art. Cancer.
(3) Boyer. Art. Ostéosarcome. Dict. en 60 vol., p. 502.

praticable, lorqu'on s'est assuré, par l'examen des symptômes existants, que les organes intérieurs ne sont pas atteints par l'état cancéreux. Ainsi il ne faudrait pas l'entreprendre si les glandes situées au delà du lieu de l'amputation avaient elles-même l'état cancéreux. »

« Les contre-indications (1) sont l'âge avancé du sujet et la marche lente de la maladie, la cachexie cancéreuse, l'engorgement manifeste profond des ganglions... Mais il n'y a rien d'absolu. »

En rapportant une observation d'extirpation du rectum, Heyfelder ajoute : « Ce cas promettait un résultat favorable, tandis que, dans la plupart des cas de cancer du rectum, on trouve aussi dans les organes internes des tumeurs cancéreuses qui après l'extirpation du rectum se développent plus rapidement et provoquent la mort. »

« Il faut s'abstenir, dit Lebert (2) lorsque des signes d'une infection générale avancée existent, et lorsque des tumeurs éloignées du siège primitif de la maladie se sont déjà manifestées. »

Velpeau a vu au contraire un certain nombre de faits qu l'ont frappé : « Les cancers (3) se disséminent dans presque tous les organes, en ne troublant parfois les fonctions centrales que d'une façon assez peu marquée. Que de fois il m'est arrivé de trouver des tumeurs cancéreuses dans différentes régions du ventre, dans le foie, dans les poumons, ou chez des femmes dont la santé ne s'était réellement altérée que depuis peu de temps ! »

Mais à propos des dangers de l'opération (4), Velpeau,

<hr>

(1) Follin et Duplay. Pathol. ext., t. I, p. 327.
(2) Lebert. Traité des mal. cancéreuses, p. 188.
(3) Velpeau. Traité des tumeurs du sein, p. 552.
(4) Velpeau. Loc. cit., p. 612.

qui dit avoir eu 32 morts sur 197 opérations, ne parle pas des généralisations méconnues ; il est bien étonnant qu'il n'en ait pas observé. — Dans un autre paragraphe assez long (1), il parle dc l'affection cancéreuse, mais comme d'un accident, et non comme d'un état pathologique important.

On voit, d'après les citations intégrales que nous venons de faire et que nous eussions facilement multipliées, que tous les auteurs, regardant la présence d'autres tumeurs comme une contre-indication, en donnent deux raisons : d'une part, l'opération serait inutile ; d'autre part, elle pourrait accélérer la marche de la diathèse cancéreuse. C'est-à-dire qu'ils craignent que l'opération ne donne, suivant l'expression consacrée, un coup de fouet à la généralisation, et n'avance la mort du malade au lieu de lui procurer une survie plus ou moins considérable.

Il y aurait lieu nous le pensons, de reprendre avec des documents précis cette question de l'influence d'une opératisn sur la généralisation. Si le temps nous l'eût permis, nous en aurions fait un chapitre de cette thèse. Il serait facile de montrer avec de nombreux documents, plus facilement et mieux interprétés à l'époque actuelle, que dans beaucoup de cas où l'on ne semble pas se douter même de la possibilité de néoplasmes profonds, où l'on ne considère la mort et la présence du cancer généralisé à l'autopsie que comme une coïncidence malheureuse et fortuite, que dans ces cas, dis-je, les cancers profonds existaient certainement avant l'opération.

Nous arriverions en tous cas à la conclusion de tous les auteurs, en changeant quelque peu les termes : au lieu de parler de diathèse cancéreuse (ce n'est pas d'ailleurs pour

(1) Velpeau. Loc. cit., p. 650.

rejeter cette expression dans une autre occasion), nous prouverions que toujours, ou au moins dans l'immense majorité des cas, l'ablation d'un néoplasme provoque une marche rapide des tumeurs déjà existantes dans les viscères.

Mais, nous l'avons dit, ce n'est pas précisément à cette démonstration que nous prétendons.

Bien loin en effet de chercher à discuter la présence des tumeurs secondaires avant l'opération, ou leur production par celle-ci, j'examinerai seulement les faits où une mort rapide a permis une constatation irréfutable.

Je réduirai même encore ce programme, en ne m'étendant que sur les cas de mort vraiment chirurgicale.

C'est là précisément ce dont ne parle acuun auteur. Velpeau a vu, il est vrai, que les symptômes des cancers viscéraux ne sont pas toujours bien nets, mais aucun n'a songé à rapprocher la lésion anatomique de la mort qui la faisait constater, et à regarder celle-là comme la cause de celle-ci.

Eh bien! voici en quelques mots ce qui se passe :

Un sujet est atteint d'une affection locale justiciable de la médecine opératoire. On l'examine très attentivement, on interroge son passé, on recherche s'il est entaché ou non d'une maladie constitutionnelle, on explore avec soin tous ses organes internes, tous ses appareils. L'enquête ne révélant aucune contre-indication formelle, et le pronostic paraissant dépendre tout entier de la blessure chirurgicale, on opère sans autre préoccupation que de diriger convenablement le traitement consécutif. Si la lésion locale est légère, si l'opération est simple, on ne craint pas grand-chose et l'on s'efforce de faire partager sa quiétude au patient et à son entourage.

Mais bientôt surgissent, au point opéré ou ailleurs, des accidents graves, inattendus, qui déjouent tous les calculs et ruinent toutes les espérances.

Le malade meurt; à l'autopsie on découvre le plus souvent, dans les grands viscères, une lésion profonde tout à fait ignorée.

Je ne m'occupe que des cas de mort rapide, en sorte que, dans la plupart des faits que je rapporte, il y a eu terminaison fatale dans un espace de temps si court, que ce n'est pas au progrès de la généralisation que l'on peut rapporter la mort, mais bien à une influence inexpliquée du traumatisme sur les dépôts préexistants et latents.

Il sera donc facile de conclure qu'opérer un sujet chez lequel les viscères sont déjà en possession de tumeurs semblables à celle que l'on enlève, c'est s'exposer véritablement à le tuer par l'opération, soit directement sans autre complication, soit par des complications opératoires, favorisées par la présence de la tumeur cachée, et dont la fatalité est alors toujours inexorable.

Je reconnais que le terme de *mort rapide* est un terme vague ; cependant il est impossible de fixer un nombre de jours exact, on le comprend. Tel sujet présentera des phénomènes spéciaux, et un état d'adynamie caractéristique, le jour même, le lendemain, deux jours après ; tel autre semblera d'abord supporter la blessure, qui, en entrant dans la période de réparation, languira et s'éteindra plus doucement ; dans ce dernier cas, ce pourra n'être qu'au bout de deux, trois, quatre semaines qu'aura lieu la terminaison fatale.

Mais ce n'est pas seulement, je l'ai indiqué dès le début, des résultats d'une opération chirurgicale que nous nous occupons.

Il est en effet un ordre de faits dont l'intérêt démonstratif est si remarquable, que nous en ferons un chapitre à part et pour ainsi dire préparatoire : ce sont les cas de mort rapide survenus à la suite d'une blessure accidentelle qui, chez un sujet sain, eût été d'ordinaire presque insignifiante.

C'est là que nous trouverons une démonstration des plus évidentes de cette théorie, que le traumatisme agit d'une manière particulière et indépendante, comme constituant véritablement une entité morbide, plus difficile souvent à dègager quand il y a eu opération et plus encore quand il y a eu des complications opératoires. Ce fait ne pourra faire de doute ici. Il appuiera donc, s'il en était besoin, ou agrandira l'application de cette idée que M. Verneuil recherche partout et toujours : que la gravité du traumatisme la plupart du temps est liée à l'état constitutionnel du sujet. Nous aurons en même temps l'avantage de procéder du simple au composé.

Voici donc quelle sera la marche de notre démonstration. Nous parlerons des cas où il y a eu blessure accidentelle, puis de ceux où il y a eu acte chirurgical.

Ici la question se divisera, car l'acte chirurgical peut s'être exercé sur un tissu sain ou un tissu morbide, et dans ce dernier cas il peut avoir amené la mort sans complication, ou avoir occasionné une complication mortelle.

Il nous faut encore expliquer ce que nous entendons par « sujet atteint de néoplasme profond. » En effet, les mêmes résultats malheureux peuvent se montrer dans tous les cas où l'on peut dire cliniquement qu'il s'agit de néoplasme malin, et non pas seulement dans les cas de cancer véritable. Toutes les tumeurs susceptibles de se généraliser semblent mettre l'économie dans le même état de suscep-

tibilité, qu'il s'agisse de carcinome, de sarcome, de lymphadénome, ou d'enchondrome.

Nous disons aussi néoplasme profond et non néoplasme
viscéral. Nous verrons en effet des cas de tumeurs gan-
glionaires, de tumeur d'une côte, etc. D'autre part, le
terme viscéral serait difficile à expliquer. Le terme de viscère implique physiologiquement une fonction importante,
et à vrai dire la présence du néoplasme dans ces organes
est le plus fréquent ; mais d'autres fois il n'en est pas ainsi:
qu'est l'utérus chez la vieille femme, que sont ses ovaires?
Anatomiquement ce sont des viscères ; physiologiquement,
ce ne sont plus que des organes profonds ou cachés.

CHAPITRE II.

Du traumatisme accidentel.

Nous aurions ici un double problème intéressant à résoudre. Que deviennent d'une part la blessure chez le cancéreux, et d'autre part, le cancer chez l'individu blessé?

Mais dans le cas spécial que nous considérons, nous n'avons que des faits d'un pronostic si grave que l'histoire de la blessure est à peu près nulle. Néanmoins, quelques indications consignées dans les observations seront intéressantes pour un point de doctrine très discuté que nous exposerons quelques pages plus loin, et qu'il serait fâcheux de passer sous silence.

Je donnerai de suite mon observation, si remarquable qu'on peut la considérer comme un type.

I. — Fracture de l'humérus presque spontanée. Accouchement prématuré au bout de cinquante-six heures. Mort de cancer généralisé quatre jours après l'accident. - La nommée M... (Pauline), âgée de 30 ans, journalière, entre le 12 mai 1881 dans le service de M. Verneuil, à la Pitié, salle Lisfranc, n° 1, pour une fracture de la diaphyse humérale.

Cette femme est maigre ; habituellement bien portante, elle tousse un peu, dit-elle, depuis quelque temps, mais elle a toujours été comme aujourd'hui; et comme elle est d'un pays voisin de l'Auvergne, où la maigreur habituelle n'empêche pas les femmes d'être robustes, on peut ne pas y attacher d'importance.

En examinant la fracture, on remarque avec surprise que le membre est dans la rectitude complète, sans changement de direction, et avec sa longueur normale. Mais si l'on prend le bras, on perçoit, au moindre mouvement, une crépitation caractéristique. Cette absence de déplacement doit être, *a priori*, en rapport avec une violence bien minime, et, en effet, c'est ce que confirme l'interrogatoire de la malade.

S'étant levée à 4 h. du matin, nous dit-elle, pour satisfaire un besoin, elle fait un faux mouvement en se recouchant, et tombe le coude sur son lit, d'une très petite hauteur, par conséquent. C'est ce léger traumatisme qui a suffi pour produire une fracture.

Le fait semblant à bon droit extraordinaire, il ne semble pas douteux qu'une cause générale ait affaibli la résistance du tissu osseux. Deux hypothèses, dit M. Verneuil, sont possibles : la syphilis tertiaire et le cancer.

L'investigation, éveillée par ce raisonnement, montre que du côté de l'os fracturé, il n'existe pas de gonflement ; pas de changement de forme appréciable. La malade nous dit seulement que depuis plusieurs jours, elle ressentait quelques douleurs dans ce bras. D'autre part, on découvre sur la poitrine, entre le sternum et la mamelle gauche, une tumeur du volume d'une noix, mobile, dure, un peu irrégulière, adhérente à la peau, qui est rosée. Au-dessous du sein du même côté existe une tumeur plus petite et plus molle. Enfin, au niveau de la sixième côte, gonflement régulier, mollasse, non mobile, ressemblant à une périostite en voie de suppuration. La tumeur la plus grosse a seule été remarquée par la malade, qui fait remonter son origine seulement à trois semaines. Il est difficile de se prononcer entre des tumeurs cancéreuses ou des gommes.

A vrai dire, on ne trouve pas d'autres traces de syphilis, mais ce n'est pas une raison pour l'exclure, surtout chez une femme. En résumé, ce premier jour, la somme des probabilités, vu l'état général et la gaieté très remarquable de la blessée, est plus en faveur de la syphilis et d'une raréfaction syphilitique de l'os fracturé.

Ajoutons enfin que la femme est enceinte de sept mois et demi, et qu'elle a eu déjà trois enfants et une fausse couche survenue sans cause appréciable à six mois. La grossesse actuelle marche régulièrement. Néanmoins, elle a été plus pénible que les précédentes ; elle a fatigué la mère, qui a eu des vomissements répétés.

Pas d'œdème des jambes. Urines normales.

Deux attelles plâtrées sont placées en avant et en arrière du bras et contiennent parfaitement les fragments.

13 mai. Comme la veille, la malade est très gaie. Son bras ne lui cause pas de douleur et la contention est parfaite. Deux phénomènes anormaux frappent cependant : elle a de la dyspnée et la langue est un peu sèche.

En recherchant la cause de la dyspnée, l'auscultation fait découvrir des signes de bronchite très étendue, de gros râles muqueux avec rudesse de la respiration aux sommets en avant. Etant donné actuellement l'état général qui devient mauvais, une tuberculose à marche rapide aurait un certain degré de probabilité. La malade, cependant, ne paraît être nullement scrofuleuse, et aucune raison tirée d'une mauvaise hygiène professionnelle ou de misère ne plaide pour la tuberculose acquise.

Le 14. Même état. Langue sèche. Dyspnée plus accusée. Vers une heure de l'après-midi (cinquante-six heures après l'accident), surviennent des douleurs utérines, et elle accouche, à 5 h. 1/2, d'une petite fille vivante, sans éruption cutanée, bien conformée, qui mourut d'ailleurs le lendemain soir.

Le placenta était adhérent, et une hémorrhagie assez considérable se produit, que l'on arrête une heure après par la délivrance artificielle.

La malade est très pâle, le pouls faible. Court frisson dans la soirée. T. ax., M. 36,9 ; S. 37,2.

Le 15. Etat général mauvais. Abattement considérable.

L'utérus est encore volumineux ; le fond est à égale distance de l'ombilic et du pubis. Pas de frissons ; pas de vomissements. Le ventre est un peu ballonné, la langue sèche. Léger écoulement sanguin non fétide par le vagin.

Injections phéniquées tièdes. Toniques et stimulants. T. axil., M. 38,3 ; S. 38,2.

Le 16. Teinte jaunâtre des téguments, sans ictère ; elle a eu toute la nuit du délire, et est maintenant dans l'abattement. La langue est très sèche, la soif vive. Le ventre, très ballonné, est peu sensible ; l'utérus n'est pas revenu sur lui-même ; les lochies ne sentent pas mauvais.

Ces accidents ne peuvent être rapportés, ni à une péritonite (ventre non douloureux, pas de vomissements), ni à la septicémie puerpérale (pas de frissons ; température peu élevée.)

Aussi, M. Verneuil conclut-il à la présence de noyaux cancéreux dans les viscères et peut-être dans l'os fracturé. T. axil., M. 38º ; S. 39º.

Le 17. Prostration et coma. La langue et les dents sont fuligineuses. Météorisme considérable. La dyspnée devient très intense ; le pouls est misérable. Mort à 11 h. du soir. T. axil., M. 36º ; S. 38,2.

Autopsie trente-six heures après la mort. Les tumeurs externes sont cancéreuses ; la plus grosse renferme quelques petits points jaunâtres, ramollis (encéphaloïde).

A la partie moyenne de la sixième côte droite, tumeur cancéreuse du volume d'une petite noix, allongée, ayant détruit le tissu osseux dans l'étendue de 2 centimètres ; elle est en contact immédiat avec la plèvre, sans lui adhérer. Sur deux ou trois autres points de la cage thoracique, mêmes altérations des côtes qui sont molles et flexibles.

La plèvre, surtout à gauche, est parsemée de noyaux cancéreux tout petits ou atteignant le volume d'une noisette.

Les poumons sont adhérents dans presque toute leur étendue.

Le poumon gauche est envahi par une énorme masse encéphaloïde.

Au niveau de son bord postérieur, masse du volume du poing, qui occupe presque toute l'épaisseur du poumon d'avant en arrière et plonge vers sa base. Ganglions cancéreux ; pas de compression de l'aorte, ni de l'œsophage, qui sont sains.

Tube digestif sain dans toute son étendue.

L'utérus est très volumineux. Au niveau de l'insertion placentaire, un point jaunâtre, ramolli, pouvait ressembler quelque peu à un noyau cancéreux ; mais on vit, au microscope, qu'il s'agissait d'un caillot en dégénérescence graisseuse dans l'intervalle des villosités.

Ovaire droit mou et sain. Ovaire gauche cancéreux. Péritoine intact.

Reins pâles et un peu volumineux : Aspect de la dégénérescence graisseuse.

Capsules surrénales transformées en masses cancéreuses. Foie

Cerné. 2

un peu gras. Un seul noyau, de la grosseur d'une noisette, dans le lobe droit.

Cerveau sain, un peu mou. Sur la convexité du crâne, à la partie moyenne du pariétal droit, se trouve un noyau cancéreux qui a détruit toute l'épaisseur de l'os ; le péricrâne et la dure-mère étant enlevés, le doigt pénètre dans un orifice circulaire de la largeur d'une pièce de 0 fr. 50, rempli par une bouillie jaunâtre. Os ramolli tout autour, dans l'étendue de quelques millimètres.

Les corps vertébraux sont sains.

Dans le foyer de la fracture, on trouve à peine les traces d'un épanchement sanguin ; les fragments osseux sont maintenus assez exactement en contact par des débris de périoste, les fragments sont très irréguliers. Sur plusieurs points, quelques esquilles en partie détachées ; pas de fissure. La direction générale est à peu près transversale.

La raréfaction osseuse est des plus manifestes. D'une part, le diamètre du canal médullaire est agrandi ; d'autre part, et surtout, la substance compacte est considérablement amincie, en sorte qu'au niveau de la fracture, la pression des deux doigts amène la fragmentation de l'os. Au centre du canal médullaire est une sorte de cordon un peu dur, se continuant avec la moelle.

Il n'y a aucune apparence d'épaississement du périoste et d'épanchement d'un liquide plastique quelconque.

Ainsi donc, en résumé, voici une femme, simplement un peu mal portante depuis quelque temps, mais sans maigreur évidente, sans accident notable au cours d'une grossesse normale, qui se fracture l'humérus presque sans cause ; elle avorte d'abord et meurt en cinq jours.

J'insisterai plus loin sur les phénomènes précurseurs de la mort, fort importants lorsque nous nous occuperons de la pathogénie ; mais je veux d'abord analyser avec plus de soin cette observation, et faire voir les conséquences qui en découlent naturellement.

Tous les cas que nous avons à citer sont relatifs au

même ordre de blessures, à des fractures. Pourquoi cela ?
Je ne pense pas qu'on doive attribuer à cette sorte de sélec-
tion aucune importance. Il est probable, il est certain même
que d'autres causes ont produit les mêmes effets. Nous ne
connaissons pas ces observations, voilà tout. Et d'autre
part il est facile de comprendre pourquoi la fracture doit
être la blessure la plus ordinaire.

On peut remarquer en effet, que dans presque toutes ces
observations, la fracture a été produite par un minimum de
violence, elle a été *presque spontanée.*

L'os fracturé n'était pas cependant le siège d'un dépôt
cancéreux en altérant nécessairement la solidité ; mais il
s'était produit à ce niveau une raréfaction considérable,
tout à fait prédisposante à la fracture. Et en effet, chez les
cancéreux, il est fréquent de trouver à l'autopsie presque
tous les os du squelette, membres, corps vertébraux, etc.,
tellement malades (1) que le couteau les entame facilement.

Mais il en pourrait être autrement : un traumatisme
grave pourrait survenir par exemple chez un individu
n'ayant qu'un noyau cancéreux profond peu développé.
Nous ne saurions regretter de n'en avoir pas d'exemple ;
car les premiers cas sont bien plus nets, bien plus pro-
bants.

Lorsque dans les chapitres suivants nous relaterons des
opérations graves, cette gravité entrera nécessairement en
ligne de compte dans l'interprétation. Mais en présence
d'une lésion interstitielle aussi innocente qu'une fracture,

---

(1) On n'a pas, que je sache, examiné avec tout le soin désirable au
point de vue microscopique et chimique les lésions des os ainsi raré-
fiés.

comment pourrait-on récuser la seule pathogénie possible?

Nous devons faire ressortir déjà, et nous le ferons plusieurs fois dans le cours de notre travail, l'étonnante opposition d'un cancer qui s'est généralisé et qui n'a pas amené de détérioration apparente de l'organisme. Puis un beau jour, un petit coin de cet organisme miné cède, et de suite tout s'écroule.

D'ailleurs, comme on le voit dans notre observation II, il n'est pas besoin d'une généralisation. Un cancer du foie existe seul : survient une fracture du péroné, et le malade meurt.

Les symptômes sont partout les mêmes (obs. 1, 2 ,3) ; un ou deux jours se passent assez bien, puis surviennent des phénomènes d'adynamie plus marqués à chaque instant, sans fièvre, quelquefois avec hypothermie.

Contentons-nous pour l'instant de faire remarquer que c'est absolument ainsi que meurent les malades atteints de cancer miliaire aigu, bien que nous ne trouvions dans aucune de nos observations la mention d'un épiphénomène semblable.

Si donc, chez un sujet légèrement atteint, sans fièvre, sans maladie étrangère, on voit survenir de la gêne dans la respiration, une langue sèche, une rapide dépression des forces, on aura toutes raisons de supposer un cancer latent.

C'est ce que fit M. Verneuil. La production anormale de l'accident fit penser de suite, soit à la syphilis tertiaire, soit au cancer.

Puis, deux jours avant la mort, M. Verneuil déclara dans une leçon clinique que les phénomènes généraux devaient faire affirmer la présence du cancer.

C'est dans les faits que nous exposons ici que se trouve évidemment l'explication des opinions si divergentes émises sur le pronostic des fractures chez les cancéreux.

D'une part, les anciens chirurgiens regardaient le pronostic comme très grave. (J.-L. Petit, Duverney, Boyer.) D'autre part Dupuytren réagit au commencement du siècle contre cette opinion, et Léveillé, Nélaton, Malgaigne achevèrent de la ruiner.

Suivant M. Berger (1), les anciens auteurs auraient eu tout simplement affaire à des ostéo-sarcomes, qui ne peuvent se consolider. Souvent il en a été ainsi bien certainement; mais cependant M. Berger lui-même cite un fait où il n'y avait pas de cancer dans l'os, et où cependant, trois mois après l'accident, il n'y avait pas trace de travail réparateur. Ce fait d'ailleurs n'a rien à voir avec les nôtres, la généralisation ayant eu lieu après l'accident.

Dans *tous* les faits que nous rapportons, l'os n'était pas cancéreux, et dans tous, après un certain nombre de jours, il n'y avait pas trace de cal.

Sans doute J. L. Petit avait vu des cas analogues, et alors il avait raison.

D'autre part les partisans de l'opinion contraire n'avaient pas tort. Nous pouvons conclure en effet que le pronostic est tout différent, suivant qu'il y a ou non existence d'un cancer profond ; s'il n'en existe pas, le sang possède sans doute les qualités nécessaires à la formation d'un cal ; s'il en existe, nous ne connaissons pas d'exemple de consolidations et nous pouvons affirmer, jusqu'à nouvel ordre, qu'il n'y aura aucune trace de cal.

Pour que la question fut complètement traitée d'ailleurs,

(1) Thèse d'agrégat. Paris, 1875.

il faudrait avoir un cas de fracture survenue dans les conditions ordinaires, sans raréfaction de l'os ; peut-être pour-
rions-nous faire entrer notre obs. II dans cette catégorie;
or, il n'y a pas eu de consolidation.

Conclurons-nous que les choses se passent toujours
ainsi dans les cas de blessures accidentelles chez un individu en puissance de cancer profond ?

Ce serait téméraire; car, dans nos observations, la constitution était profondément atteinte, puisqu'il y avait de
la raréfaction osseuse. Mais on nous reconnaîtra le droit
de poser les conclusions suivantes, qui, comme nous l'a-
vons dit, seront la base de l'interprétation des accidents
chirurgicaux :

1º Le cancer profond, même par suite de généralisation,
ne produit pas nécessairement une cachexie facilement re-
connaissable.

2º Dans le cas où il n'existe aucun signe d'infection de
l'économie, la blessure la plus légère peut néanmoins ame-
ner une mort extrêmement rapide, sans autres phénomènes.

CHAPITRE III.

Du traumatisme chirurgical.

Il nous sera plus facile maintenant d'envisager le rôle
de l'intervention chirurgicale ; toutefois, outre le rappro-
chement si clair que nous ferons entre les faits dont nous
venons de parler et ceux qui vont suivre, nous devons présenter quelques considérations théoriques répondant à certaines objections possibles.

Ainsi on nous demandera pourquoi, si le traumatisme
chez les cancéreux est chose si terrible, voit-on, tous les
jours, les plaies guérir avec la plus grande facilité lorsqu'on a enlevé un cancer au sein, et la réunion immédiate
réussir très souvent, si elle est faite dans de bonnes conditions?

Mais c'est là précisément l'histoire des fractures se con-
solidant chez les femmes ayant des cancers du sein, si elles
n'ont pas de généralisation. Tant que le cancer est resté lo-
cal, nous sommes même placés, après son ablation, dans
de meilleures conditions que dans le cas de fracture, puisque nous avons extirpé le mal lui-même sur lequel le traumatisme aurait peut-être exercé une influence accéléra-
trice. Nous n'avons plus alors chez notre malade que des
tissus sains qui devront se réparer normalement.

Hâtons-nous d'ajouter cependant que nous exagérons en
parlant d'une manière aussi absolue, et que nous pourrions
par là-même sembler admettre l'origine locale du cancer
contaminant ensuite l'économie. Il n'en est rien, mais nous

admettrons avec **M.** Verneuil qu'il existe une période dyscrasique et une période cachectique, que si l'on opère dans
la période dyscrasique avec manifestations externes, il arrivera la plupart du temps que tout se passera bien et
qu'on reculera même, sans doute, l'époque de l'infection
générale, très probablement favorisée par la présence d'un
cancer. Il n'en est pas de même si la diathèse en est à la
période cachectique, ou s'il existe un néoplasme profond,
cas dans lequel le passage de la dyscrasie à la cachexie se
fait avec une rapidité inouïe.

Mais, nous demandera-t-on, les faits que vous avez
rassemblés indiquent-ils les phénomènes constants et nécessaires qui suivent l'intervention, ou sont-ils seulement
fréquents, ou constituent-ils des exceptions ?

Nous rappelons que nous avons dit, dès le début, que nous
voulions mettre de côté l'étude entière de l'influence de
l'intervention sur la marche de la généralisation ; mais en
compulsant les matériaux rassemblés dans ce but, tout
aussi bien qu'en vue de celui plus restreint que nous trai-
tons, nous constatons que près de la moitié des faits ren-
trant dans notre cadre, c'est-à-dire que près de la moitié
des opérés sont morts de l'intervention, tandis que l'autre
moitié a succombé à une généralisation le plus souvent très
rapide et qui n'a jamais excédé quelques mois, dans les cas
où il existe quelque raison de croire qu'à l'époque de l'opération, les viscères contenaient quelques noyaux de généralisation.

N'avions-nous pas raison de dire que ces faits intéressent au plus haut point la clinique et la thérapeutique chirurgicales ?

Nous avons indiqué dans le chapitre premier qu'il y
avait une division tout indiquée entre les cas où l'acte opé-

ratoire avait pour but l'ablation d'un cancer externe ou accessible, et ceux où le chirurgien était intervenu pour une affection tout autre. Il importe peu évidemment dans ce dernier cas qu'il y ait ou non coexistence de cancer opé-- rable.

Nous avons conservé cette division, comme on le verra, pour nos observations; mais nous ne pensons pas avoir à présenter des considérations spéciales sur les deux faits que nous avons relevés.

Prenons le premier cas par exemple ; nous pouvons supposer qu'il s'agisse d'un cancer enlevé et dans la plaie duquel se seraient développées des complications inflammatoires et des abcès. Lorsque le cancer externe est enlevé, nous le disions tout à l'heure, la plaie ainsi faite est complètement assimilable à une plaie ordinaire : le cancer n'existe plus, s'il n'y a pas de noyaux profonds. Il n'en serait plus de même sans doute s'il y avait récidive locale, mais nous avons précisément éliminé les cas où celle-ci pourrait sembler avoir une influence spéciale et prépondérante.

Nous n'avons par conséquent qu'à nous reporter à ce que nous dirons plus loin.

Dans le second cas, le cancer n'étant pas ignoré, il s'agissait d'une opération palliative. Ce que nous venons de dire est applicable également ; nous ferons seulement remarquer que ces faits s'accordent merveilleusement, sans que nous en connaissions la cause, avec la remarque faite par M. H. Petit sur la statistique des opérations palliatives : d'une manière générale, l'opération portant sur le tissu même du néoplasme, serait moins dangereuse que si elle est faite sur des tissus sains éloignés (1).

(1) Communication inédite.

§ 1ᵉʳ. — ETIOLOGIE ET ANATOMIE PATHOLOGIQUE.

Les exemples que nous avons recueillis sont des plus variés à tous les points de vue, et par conséquent des plus disparates.

Nous avons déjà indiqué que l'espèce du néoplasme n'avait aucune importance, du moment qu'il s'agissait d'une variété susceptible de se généraliser. Il est certain en effet que là bien plutôt que dans la structure microscopique réside le caractère de la malignité, et c'est pour cela qu'en clinique on emploie si souvent encore le terme, suranné peut être, de cancer ; nous trouvons donc des carcinomes, des sarcomes ou des tumeurs fibro-plastiques, des lymphadénomes, des enchondromes, un cancroïde. Dans un cas, l'observation me semble même porter sur des kystes hydatiques alvéolaires du testicule avec coexistence de tumeurs semblables dans le foie. On sait en effet que la malignité de ces productions a été regardée, bien que leur histoire sont encore très obscure, comme analogue à celle du cancer.

Il n'y a d'ailleurs que les observations de date relativement récente, pour lesquelles il serait possible d'établir une statistique sérieuse ; autrefois on se contentait en effet pour beaucoup de mettre le terme générique cancer, mais on verra qu'il ne semble pas y avoir de prédominance marquée entre les diverses variétés anatomiques du cancer. Je ferai exception pour le cancroïde et les kystes alvéolaires dont nous n'avons trouvé qu'un seul cas. Il est plus logique de penser que l'on doive rencontrer les diverses tumeurs malignes selon le degré de fréquence de leur généralisation.

Il n'en est pas de même pour le siège du néoplasme : il est fort important au point de vue de la gravité du traumatisme ; c'est le siège en effet qui souvent impose le genre d'opération ; or, nous ne saurions prétendre que peu importe la gravité de l'opération. Sans doute nous rencontrerons des cas simples, presque aussi bénins eux-mêmes que ceux dont nous nous sommes occupés dans le chapitre du traumatisme accidentel, mais on nous accuserait avec raison de vouloir plier les faits à la théorie si nous assimilions une amputation de cuisse à une castration : nullement. Comme je l'ai déjà dit, la gravité du traumatisme et l'importance du néoplasme profond peuvent être et sont souvent en sens inverse. Je m'explique. Telle tumeur viscérale par exemple, si elle eût accompagné un cancer du sein, eût pu simplement être inflencée (c'est très probable) par l'amputation, de manière que la généralisation tuât la malade en quelques mois ou même moins ; la même tumeur viscérale, au contraire, s'accompagnant d'une tumeur de la cuisse qui nécessitera une amputation, c'est en 2 jours ou en 4, 6, 8 jours que le malade est emporté.

Il en est de même pour certaines complications dont je parlerai plus loin.

C'est donc avec ces réserves, et sachant qu'une statistique brute n'a presque aucune valeur, qu'on doit examiner les cas que nous rapportons. Nous avons fait ce travail de classement ; et en effet, l'on voit de suite que les tumeurs de la cuisse nous ont fourni les plus nombreux exemples. C'est que si dans quelques cas on a pratiqué seulement une extirpation ou une résection, dans d'autres on a fait une amputation ou une désarticulation, cette dernière toujours si grave. Si nous les rapportons néanmoins, il est de notre devoir en même temps que de notre dignité de dé-

clarer que nous ne leur reconnaissons point une valeur
absolue, mais seulement relative. Tous les revers ont une
cause en effet. Dans la désarticulation de la hanche, par
exemple, si l'économie du sang a été réalisée, si la cachexie n'était pas déjà très avancée, si le sujet n'a pas
d'autre tare organique, s'il s'est relevé du choc opératoire,
nous ne voyons pas ce qui pourrait faire rejeter notre explication. Et quand bien même il y aurait des causes multiples, si l'influence du néoplasme latent est vraie ailleurs,
nous n'avons aucun droit de la rejeter ici.

Après les tumeurs du fémur viennent, comme fréquence, celles du testicule. Ici ce n'est vraiment plus l'opération qu'il faut accuser, tout au moins sa gravité absolue.
Mais on sait, au contraire, quelle est la fréquence des tu--
meurs secondaires ganglionnaires ou viscérales que l'on n'a
pas soupçonnées avant l'opération.

Puis viennent les tumeurs du cou et les tumeurs du
sein, à peu près en nombre égal. Encore un exemple, par
conséquent, des éléments multiples entrant dans toute
question, et qui doivent nous interdire l'absolutisme scien-
tifique.

La gravité des opérations sur le cou est évidente ; elle
naît de la quantité d'organes importants qu'on y rencontre,
de la perte de sang souvent considérable qu'il est difficile
d'éviter. Mais il ne suit pas de là que ces accidents opératoires doivent être tout : il y a des opérations effrayantes
qui guérissent. Nous devons donc encore ajouter : les revers ont des causes, il faut les trouver.

Quant aux observations d'opération sur le sein, assez
nombreuses, elles sont cependant relativement rares, si
nous nous rappelons la fréquence des néoplasmes de cette

glande. Ici, lorsque le malade mourra sans complications, l'explication que nous proposons sera bien plus frappante.

Un mot aussi sur les opérations de goitres. Leur mortalité est effrayante ; et vraiment lorsqu'on lit un certain nombre d'opérations faites au delà des Vosges, on peut se dire à coup sûr que ceux-là n'ont pas de cancer viscéral qui échappent à la mort.

Arrivons à une troisième et dernière question de statistique : c'est la localisation des néoplasmes profonds. Sur leur nature nous n'avons rien à dire, puisque toujours elle est la même que celle du néoplasme enlevé ; et nous ne pensons pas qu'il y ait quelque différence dans la gravité, qu'il s'agisse de la généralisation d'un carcinome ou de celle d'un enchondrome ; nous verrons même que les signes de la cachexie peuvent tout aussi bien manquer dans un cas que dans l'autre.

C'est en effet là un grand point, celui sur lequel nous insisterons toujours au point de vue pratique : l'absence de signes de cachexie même dans la généralisation ; et aussi, d'autre part, la difficulté dans certains cas de reconnaître les lésions viscérales. Aussi, ne croyons-nous pas pouvoir nous dispenser d'écrire un chapitre spécial sur le diagnostic des néoplasmes profonds et son importance.

Leur nombre ne doit pas être indifférent : nous l'avons dit tout à l'heure à propos de la gravité de l'opération ; il y a une sorte de balance établie entre ces deux facteurs de la mort. Mais, en tout cas, remarquons que nous avons peu de cas où il y ait des tumeurs dans plusieurs organes, qu'il n'y en a pas où il s'agisse d'une carcinie aiguë, malgré l'analogie des symptômes. Nous reprendrons cette donnée au point de vue de la pathogénie.

Leur siège est-il plus important ? Nous ferons remarquer

tout d'abord la fréquence considérable dans deux organes des plus importants, le poumon et le foie, et principalement dans le premier.

La plupart du temps, c'est sous forme de noyaux disséminés, de grosseur et d'aspect très divers, qu'ils se présentent. Il est bon de remarquer aussi qu'on trouve souvent des noyaux d'un âge très différent, quelques-uns ramollis et comme puriformes à leur centre, d'autres rosés, tout récents. C'est la meilleure preuve que leur existence était déjà ancienne, et qu'ils sommeillaient là, parfois presque innocents, lorsque l'opération est venue réveiller leur gravité terrible.

Si l'on n'est pas étonné de voir dans des cas semblables la fréquence de leur présence dans un organe aussi important que le poumon, on le sera davantage peut-être pour le foie.

On s'est habitué, en dehors de son influence sur la digestion et la circulation, à regarder cet organe comme ne servant pas à grand'chose. Sa dégénérescence graisseuse, par exemple, n'inquiète personne, et l'on est tout étonné d'entendre dire que ce grand viscère, qui contient une énorme quantité de sang, puisse exercer sur la composition de celui-ci une grande importance lorsqu'il est malade.

Nous pensons avec M. Verneuil et ses élèves (1) que c'est un grand tort.

La rate et le rein ne sont pris que bien plus rarement.

Dans quelques observations, les ganglions seuls, soit répondant au néoplasme enlevé, soit situés dans une autre région, étaient envahis. C'est le cas le plus rare, et nous

(1) Th. Longuet. Paris, 1877.

hésiterions à tirer à leur égard les mêmes conclusions. Si en effet il semble certain que le cancer des viscères soit toujours aggravé par une opération, il n'en est *peut-être* pas toujours de même pour le retentissement ganglion-naire. Quelques faits tendent à prouver que les ganglions pourraient rétrocéder (?) ou tout au moins rester station-naires ; mais ces faits eux-mêmes sont d'ailleurs sujets à contestation, puisqu'on a pu prétendre qu'il s'agissait de ganglions inflammatoires.

En tout cas, d'une manière générale, cette localisation simple, dans les cas graves, est rare ; elle semble moins intimement liée, soit comme cause, soit comme effet, à l'al-tération du sang.

Il est enfin quelques exemples, en petit nombre, de tu-meurs existant dans d'autres points exceptionnels, la dure-mère, une côte, etc... Parfois, mais non toujours, il est bien certain que la gravité des symptômes doit être attri-buée au siège du néoplasme.

En finissant, nous devons dire un mot de l'âge des malades, ayant eu soin autant que possible de signaler cette particularité ; on voit qu'à tous les âges, à part l'en-ance et l'extrême vieillesse, on voit se produire des faits semblables. L'âge moyen de la vie, de 25 à 40 ans, est le plus ordinairement en cause.

§ 2. — Symptomatologie.

Ici le sujet se divise naturellement, suivant que l'opéra-tion a été ou non suivie de complications véritables.

A. *Sans complications.* — Les symptômes cliniques de cette variété ne sont pas faciles à décrire, et malgré le bien fondé de la division que nous avons établie, il nous est même difficile de ranger certains faits dans une classe ou dans une autre.

La faute en est au peu de précision existant dans les observations recueillies çà et là dans les auteurs. Nous l'avons dit, la plupart du temps, les malades meurent sans aucun phénomène saillant. On comprend donc que l'on mentionne souvent la mort sans ajouter aucun détail. C'est le propre par exemple des observations allemandes, où l'on décrit avec soin l'opération et l'autopsie; le reste est sacrifié.

Cependant, dans quelques cas, il y a une indication; le malade, dit-on, est tombé dans le coma : chez ceux où l'on a pris la température, on donne des chiffres presque toujours bas.

Il n'en est pas cependant toujours ainsi, ce qui crée une différence remarquable avec ce que nous avons vu dans le cas de traumatisme accidentel. Serait-ce une raison pour soupçonner que la pathogénie ne fût pas semblable?

Nullement; il y a simplement une différence au point de vue du traumatisme lui-même. En effet, nous avons vu que dans les accidents il s'agîssait de fractures. Ici, au contraire, il y a plaie, souvent fort étendue; on ne dit pas toujours si les précautions antiseptiques ont été prises d'une manière scrupuleuse. Dans ces conditions donc, il peut, il doit y avoir élévation de température; et si elle est minime, souvent c'est parce que d'un autre chef il y a plutôt tendance à l'hypothermie. Précisément, dans le cas qui nous est personnel, la complication de l'accouchement vint produire une légère élévation de température.

On remarquera que, souvent, c'est vers le troisième jour

que survient la fièvre, précisément au moment de la fièvre traumatique ordinaire.

Mais, dans d'autres cas, ceux d'opérations bénignes, soit par leur peu de gravité, soit par les précautions suffisantes qui ont été prises, le chirurgien constate l'absence de fièvre.

Voilà donc qui nous semble aussi concluant que les faits du premier ordre.

Autre remarque : nous trouvons dans l'une des observations (obs. 28), que malgré la fièvre qui a duré plusieurs jours, le malade se trouvait dans un état très satisfaisant, dans une quiétude parfaite ; il en était de même chez notre fracturée de l'observation I : pas de réaction en général du système nerveux, pas de douleur, absence de la conscience de l'état dans lequel ils se trouvent, voilà les phénomènes caractéristiques de l'état général des sujets qui meurent ainsi rapidement d'un néoplasme profond.

B. *Avec complications*. — Comme nous avons bien fait remarquer que nous n'entendions point éliminer le fait de la gravité de l'acte opératoire, nous ne pourrons non plus dans ce chapitre mettre toutes les complications sur une même ligne : elles ne sont pas comparables ; aussi les décrirons-nous les unes après les autres d'après leur degré de gravité. Elles ont sans doute présenté ce caractère commun, qu'elles ont toutes été mortelles. Mais il y a une grande différence entre la pyohémie, qui ne pardonne guère, et une hémorrhagie secondaire qui, dans d'autres circonstances, pourrait fort bien ne pas être fatale.

En réalité, leur lien commun, d'après nous, c'est d'avoir été favorisées et parfois créées de toutes pièces par l'état constitutionnel du patient.

Un certain nombre des faits que nous avons rangé dans ce chapitre ne nous semblent pas y être bien à leur place. Ils ne sont guère, à notre avis, que des phénomènes qui ont pu frapper les auteurs qui les ont observés, mais dont la vérité n'est pas établie. Nous allons de suite parler de ces minimums de complications.

Pleurésie. — Ainsi les pleurésies dont nous avons trois observations ont-elles bien amené la mort? (XXXVII, XXXVIII, XXXIX.)

La pleurésie a été méconnue pendant la vie,. elle ne s'est donc manifestée par aucun des signes ordinaires. Il s'agit tout simplement d'un épanchement séreux provoqué par l'activité nouvelle donnée à des tumeurs du poumon ou de la plèvre, d'une complication locale par conséquent. L'é- panchement n'était pas non plus très considérable; cependant il a pu contribuer à précipiter la mort : c'est pour cela que j'ai maintenu ces observations dans le chapitre des complications.

Fièvre typhoïde. — Je ne nierai point d'une manière absolue le diagnostic fait en pareil cas ; mais il est facile de comprendre qu'elle n'a été à peu près pour rien dans le denouement. On ne meurt jamais au quatrième jour d'une fièvre typhoïde : en l'absence de relation de l'autopsie à ce sujet, on peut conserver des doutes.

Tétanos. — L'observation donnée par Billroth sous ce titre est évidemment entachée d'erreur. On ne meurt pas de cette manière dans le tétanos. Il est évident que les acci- dents nerveux ont été simplement la manifestation de la présence dans le cerveau des tumeurs trouvées à l'autopsie et qui jusque-là n'avaient sans doute amené aucune lésion importante. La netteté de cette complication soudaine provoquée par l'opération est d'ailleurs des plus remarquables.

Septicémie. — La question est ici plus difficile à trancher. Mais il serait bien intéressant de compulser tous les faits que l'on a mis sous l'étiquette de septicémie aiguë, dans le cas d'opération minime. On en trouverait peut-être un certain nombre où la septicémie n'était qu'apparente, dans le sens du moins où on l'entend en nosologie.

Mort par l'anesthésie chirurgicale. (Obs. XLIII et XLIV.) — Deux observations sont peu de chose pour affirmer que le cancer prédispose aux accidents par la chloroformisation, puisque, pour nombre d'autres, ce premier temps de l'opération s'est bien passé. Néanmoins comme chez les cachectiques en général, dit fort bien M. Duret, le chloroforme doit être mal supporté et pour deux causes : la dégénérescence graisseuse du cœur, qui est fréquente ; et la présence de noyaux cancéreux dans le poumon, parfois même dans le cœur ou le péricarde. (Obs. XLIV.)

Hémorrhagies. (Obs. XLV à LI.) — L'hémorrhagie secondaire, dit souvent M. Verneuil, ne survient jamais sans cause, soit qu'elle ait une raison d'être dans l'état constitutionnel du sujet, soit que la plaie elle-même ait été mal désinfectée.

Le mauvais état général des sujets est ici trop évident. Il n'existe donc aucune difficulté à rattacher cet accident à sa cause ; l'explication n'est passible d'aucune objection. Sans doute, dans les cas où l'hémorrhagie est due à l'ulcération

d'un vaisseau de quelque importance, on a dû porter le
bistouri bien près de lui, toucher peut-être à sa gaine ad-
ventice ; mais chez un sujet sain d'ailleurs, il n'y eût pas eu
de sphacèle de la paroi ; dans l'observation XLV, il s'était
déjà même produit quelques bourgeons charnus. La
grande rareté de ces accidents, comparée à la fréquence de
la dénudation dans le cours des opérations, montre suffisamment qu'il faut des causes particulières, pour qu'il se
produise une gangrène de la paroi. Dans un cas même, le
fait est plus probant (obs. XLVII) ; l'hémorrhagie a été
tout à fait ultime, et le patient allait succomber en très peu
de temps dans l'adynamie ; en sorte que cette observation,
dans son ensemble, appartient plutôt au chapitre de la
mort sans complications.

Nous avons rapporté en même temps, malgré sa grande
dissemblance, une observation d'un mémoire de M. Marchand. Elle est fort curieuse comme accident mortel ; mais
on ne saurait, comme dans les cas qui précèdent, rattacher
d'une manière certaine à l'opération la production de cette
hématémèse foudroyante. (Obs. XLVIII.)

Péritonites. (Obs. LI à LIII). — Ces observations ne sont
pas comparables.

Dans l'obs. LI, une ponction avec une aiguille de Pravaz
amène une déchirure d'un kyste ; c'est là à coup sûr une
chose rare, mais qu'on mettrait difficilement sur le compte
du cancer. Le contenu se trouvant versé dans le péritoine,
l'inflammation ou la terminaison fatale dépend-elle de la
présence du noyau cancéreux dans d'autres points ? Non,
sans doute ; mais seulement en partie de la composition de
la tumeur, car dans le cas de kystes simples, ces ruptures
peuvent très bien ne pas être mortelles. Ce qui est de beau-

coup plus important dans cette intéressante observation, c'est la parfaite santé, la force dont jouissait cette jeune fille malgré un cancer généralisé.

Dans la seconde (obs. LI), l'influence du traumatisme est très indirecte; c'est *probablement?* par suite de l'impression morale résultant chez un sujet très impressionnable d'une simple piqûre dans un sarcocèle que des tumeurs ganglionnaires abdominales se sont ouvertes dans le péritoine. On pourrait se demander s'il n'a point fait alors un effort assez considérable qui aurait déterminé cette rupture, ou si les manipulations cliniques ne l'auraient point favorisée.

Le dernier cas seul (obs. LIII) rentre bien plus directement dans notre cadre. L'innocuité des ponctions dans une ascite ordinaire est presque absolue, et il ne doit certainement pas en être de même si le péritoine, si l'un des viscères voisins contiennent des dépôts de cancer. Ajoutons toutefois que nous avons vu assez souvent la mort ne survenir que par les progrès de la cachexie, malgré plusieurs ponctions faites dans des cas semblables.

Lymphangite et érysipèle. (Obs. LIII–LVIII.) — Ces complications du côté des vaisseaux lymphatiques sont bien curieuses à considérer dans leur évolution et leurs symptômes.

Dans la lymphangite par exemple (obs. LIII) on voit combien cette complication est sous l'influence de l'état général. Malgré tous les soins qui dans les cas ordinaires eussent arrêté le mal, rien ne peut entraver la marche fatale. Ce cas est à rapprocher des formes de lymphangites fatales survenant sous l'influence d'autres états constitutionnels, tels que l'alcoolisme et le diabète.

Sur les cinq exemples d'érysipèle, deux sont tellement spéciaux qu'on ne peut les assimiler en aucune façon à ceux qui autrefois, malheureusement, ont tué des malades d'ailleurs sains à la suite d'opérations insignifiantes, par suite de leur malignité ou de leur longue durée (érysipèles ambulants). Ici dans un cas un érysipèle se déclare dès le lendemain, et prend d'emblée le caractère phlegmoneux. Dans l'autre, il est précédé plusieurs jours à l'avance par des phénomènes généraux graves; il s'accompagne immédiatement de sphacèle, et semble par conséquent une sorte d'épiphénomène. Un troisième aussi présente un certain nombre de phénomènes anormaux.

Thrombose et phlegmatia. Infection purulente. — Il me semble que je puis réunir ces affections entre lesquelles une théorie recommandable admet une filiation constante, en s'appuyant sur des faits particuliers bien observés.

Mais je dois le répéter ici : de même que je n'ai pas dit qu'il n'y eût à mourir après une désarticulation de la hanche que les individus affectés d'une tare organique, je ne prétendrai pas davantage que la pyohémie ne frappera pas souvent des individus sains, et surtout ne les frappait pas autrefois ; car aujourd'hui les méthodes antiseptiques ont banni cette complication à peu près absolument. Pas tout à fait cependant, et ceux qu'elle atteindra maintenant malgré tous les efforts du chirurgien seront précisément les opérés qui ont un mauvais état constitutionnel, les cancéreux chez qui on n'avait pas reconnu la présence d'un noyau profond.

CHAPITRE IV.

Pathogénie.

Après avoir exposé les faits, avons-nous une explication à en donner? D'où peut venir la gravité toute exceptionnelle du traumatisme dans des cas parfois où il n'existe qu'un noyau, qui à l'extérieur serait insignifiant?

Nous devons nous demander d'abord s'il y a là des phénomènes spéciaux, tels qu'on n'en retrouve nulle part ailleurs de semblables ? Oui et non.

Pour les cas les plus frappants, où des sujets bien portants tombent dans une adynamie rapide, nous ne sachons pas qu'en aucune autre affection des changements si subits soient susceptibles de se produire. Aucune maladie constitutionnelle ne reste si longtemps latente, pour arriver à une terminaison fatale aussi brusque, à moins de complications revêtant de suite un grand caractère de malignité. Alors, en effet, nous trouverons des faits analogues dans l'histoire de l'alcoolisme, du diabète, de la syphilis même, chez des sujets qui paraissaient vigoureux et forts, comme nous le disions à propos de la lymphangite et de l'érysipèle.

Mais en dehors de toute complication précise, nous voyons les choses se passer dans le cancer latent comme dans les périodes les plus avancées des maladies dont nous venons de parler, lorsqu'elles s'accompagnent de signes de cachexie, ou encore dans la tuberculose, l'albunurie.

Par analogie, nous sommes donc amené à penser, qu'en

dépit des apparences, l'organisme est profondément affecté. Il serait dans une sorte d'équilibre instable où, comme nous le disions au début, la cachexie succéderait avec une rapidité et une intensité inouïes à la période dyscrasique.

Pris en eux-mêmes d'ailleurs, il ne serait pas étonnant de voir des cancers profonds ne donner lieu pendant long-temps à aucune cachexie, ou plutôt nous sommes habitués à de tels faits. On connaît, par exemple, l'histoire de ces cancers de l'estomac que l'on rencontre à l'autopsie, et qui ont donné lieu un beau jour, sans dire gare, à une hé-matémèse foudroyante.

Ce qui nous manque, c'est le lien entre cette apparente innocuité et l'invasion brusque d'accidents terribles. Et cependant, si nous recherchons les facteurs possibles de ce problème, les agents de ce changement à vue, nous n'en trouvons qu'un, évident, éclatant: c'est le traumatisme.

Il faut donc nous habituer à regarder le traumatisme comme une véritable entité morbide, susceptible de modi-fier profondément notre organisme, sans que nous trou-vions nécessairement la raison de ces modifications dans la lésion d'un organe important.

Si nous voulons pénétrer plus avant, savoir le pourquoi de l'absence de cachexie dans beaucoup de cas, le pourquoi et le comment de l'action du traumatisme, nous sommes arrêté par l'impossibilité de trouver une explication satis-faisante. Nous aimons mieux l'avouer que de nous lancer dans des considérations plus ou moins aventureuses sur le rôle hypothétique du système nerveux.

Quel que soit le mécanisme, au surplus, il doit en résul-sulter une modification profonde du liquide sanguin, car les phénomènes de dénutrition rapide, d'abaissement par-fois de température prouvent surabondamment que le milieu nutritif a complètement changé de propriétés. Et si le sang se trouve ainsi altéré, l'explication la plus plausible ne sera-t-elle pas d'admettre une diathèse particulière dont les moyens d'action dans la circonstance nous sont inconnus, mais que nous ne constatons que trop par ses manifestations?

Comment donc ne pas dire que véritablement le traumatisme vient éveiller la diathèse, la manifester? Et ceci nous explique comment l'on pourra voir les accidents formidables que nous avons décrits, aussi bien avec une localisation qui paraît insignifiante qu'avec des tumeurs multiples dans les viscères importantes.

J'exagère cependant, car nous avons vu que le nombre des tumeurs n'étaient point absolument indifférent ; et l'on a d'autant plus de chances, sans doute, de voir les accidents mortels, que d'une part il y a une généralisation plus étendue, que d'autre part des organes plus importants sont affectés,

Il faut remarquer encore, faits qui compliquent le problème, que la manifestation cancéreuse paraît nécessaire, et la diathèse n'être pas suffisante, à moins que l'on ne veuille expliquer de la même manière la carcinie aiguë primitive. D'autre part, l'organe affecté conserve toujours son rôle, et un rôle qui paraît parfois important, dans les phénomènes de la mort.

C'est ainsi qu'éclate la suffocation dans les cas de cancer du poumon, que se montrent l'ictère dans le cancer du foie, l'anurie dans le cancer du rein.

Mais dans les cas où il n'y avait qu'une tumeur d'une côte, quelques ganglions dégénérés? le rôle de la tumeur locale est nul, mais on voit du moins ces manifestations se développer d'une manière considérable en quelques jours.

Quant au mécanisme même de la mort, lorsque nous analysons les cas simples, nous voyons qu'ils confirment bien la plupart du temps ce que nous venons de dire sur l'altération du sang. Les symptômes sont, en somme, ceux de la septicémie aiguë, ce qui ne doit nullement nous étonner.

Il est quelquefois cependant une autre manière de mourir qui se trouve signalée, c'est la mort presque subite. C'est dans ces cas sans doute qu'il faudrait chercher plus spécialement une influence prépondérante du système nerveux, dont un territoire peut-être spécialement empoisonné amènerait une syncope mortelle.

CHAPITRE V.

Diagnostic de la généralisation.

Si de nos recherches doit sortir une conclusion pratique, c'est évidemment que le chirurgien doit, par tous les moyens à sa disposition, chercher à diagnostiquer la généralisation cancéreuse. Car alors, ou dans le cas de blessures, il saura porter un pronostic réservé ou fatal, en face de certains phénomènes, ou il s'abstiendra d'intervenir chirurgicalement dans les cas où l'intervention semblerait indiquée à d'autres égards.

Je ne crois pas qu'il soit aussi inutile qu'on pourrait le croire d'insister sur la nécessité de soumettre ainsi les malades à une investigation approfondie, et il y a à cela plusieurs raisons :

Il y a encore des chirurgiens qui s'exposent de gaieté de cœur, on pourrait presque dire volontairement, à ces calamités chirurgicales. On peut le dire à l'honneur des chirurgiens français, il en est peu qui n'envisagent encore que l'opération possible ou impossible, si le sujet est manifestement cachectique ; mais il n'en est pas de même à l'étranger, principalement en Allemagne, où la vie humaine paraît être aussi peu ménagée à l'hôpital que sur un champ de bataille.

Mais il ne suffit pas de ne pas voir, il faut encore avoir l'excuse d'avoir regardé. Or, beaucoup s'en tiennent aux apparences du sujet, apparences souvent trompeuses. Enfin, il est un certain nombre de cas où, jusqu'ici, le diagnostic présente des difficultés insurmontables ; pour faire

un diagnostic, en effet, il nous faut des symptômes, et ici
souvent ils manquent. Lorsque M. Verneuil présenta son
mémoire, plusieurs de ses auditeurs semblèrent s'étonner
qu'il arrivât assez souvent qu'on méconnût complètement
la généralisation. Et cependant, tout en ayant ces cas malheureux, M. Verneuil n'opère jamais un malade sans que
ses viscères aient été examinés avec grand soin dans leur
état physique, leurs fonctions ou leurs sécrétions Mais
que l'on parcoure nos observations, et l'on verra, par
exemple, que, jusqu'au dernier jour d'une terminaison
fatale provoquée par des noyaux pulmonaires, l'auscultation donna un résultat négatif.

Si donc je me crois obligé, après d'autres, de rappeler les
préceptes à suivre, c'est parce que le chirurgien doit toujours agir de telle sorte qu'il n'ait rien à se reprocher.

C'est méthodiquement, c'est organe par organe que le
sujet doit être examiné.

Dans la cavité thoracique, c'est habituellement le poumon qui est le siège de noyaux secondaires. Bien plus rarement, on en trouve dans le tissu cellulaire du médiastin,
ou dans le cœur et le péricarde. Dans beaucoup d'observations, la dyspnée, la suffocation sont les premiers phénomènes qui se montrent, soit avant, soit seulement après
l'opération.

Il semblerait cependant que l'existence de noyaux pulmonaires, avec les ressources fournies par l'auscultation
et la percussion, dussent être assez faciles à reconnaître ;
il n'en est cependant pas ainsi ; il suffit pour s'en con-
vaincre de parcourir une thèse fort remarquable parue il
y a quelques années sur ce sujet (1) : « Le diagnostic du

(1) Darolles. Du cancer pleuro-pulmonaire au point de vue clinique.
Th. Paris, 1877.

cancer du poumon, dit l'auteur, est un des problèmes des plus délicats qu'ait à résoudre le clinicien. » Et ce n'est pas seulement, comme il le dit, lorsque le sujet n'est pas sous le coup d'une manifestation cancéreuse visible, mais souvent aussi dans ces cas eux-mêmes. Nous ne suivrons pas l'auteur dans son brillant exposé du diagnostic avec les diverses affections qui peuvent simuler le cancer. Si nous nous plaçons au point de vue chirurgical, en effet, le cancer aigu, la pneumonie, la pleurésie doivent être mis hors de cause, soit à cause de la fièvre, soit par suite de diagnostic, en cas de cancer méconnu, d'une autre affection qui empêchera un chirurgien prudent d'opérer.

S'il n'y a pas de fièvre bien apparente, s'il n'y a pas de signes, vrais ou faux, de pleurésie, on peut se trouver en présence de cancer, de tuberculose, ou de bronchite chronique.

Si l'on se croit certain de la tuberculose, on ne sera guère tenté non plus d'opérer. La coexistence du cancer et du tubercule sont des plus rares, sauf à la période ultime, où la destruction du parenchyme pulmonaire n'est plus qu'un indice de la déchéance organique; il ne saurait être question d'opérations dans de telles conditions. Mais bien plus souvent fera-t-on le diagnostic de la bronchite chronique, avec ou sans dilatations bronchiques. Cet état du poumon n'est pas rare chez les cancéreux qui, en leur qualité d'arthritiques, ont eu souvent de l'asthme et de l'emphysème. Dans ces cas, voici les signes qui plaident en faveur du cancer :

Matité en plusieurs points de la cage thoracique, souvent très léger épanchement à la base, dyspnée intense, souffle tubaire, mais jamais caverneux comme dans la pneumonie chronique. Les douleurs thoraciques sont souvent très

.vives ; il y a parfois un peu de fièvre le soir; l'affection est relativement récente. Il ne faut jamais oublier que les ganglions sus-claviculaires sont souvent engorgés par le cancer du poumon. M. Germain Sée insiste encore sur l'expectoration rosée se montrant et se répétant sans cause apparente.

Nous n'insisterons pas sur les tumeurs du médiastin ou la présence de noyaux dans le péricarde ; ces derniers sont impossibles à soupçonner, tandis que les premières seront, au contraire, plus faciles ; car les accidents de compression thoracique, sans signes pulmonaires proprement dits, et en l'absence d'un anévrysme de l'aorte, sont presque pathognomoniques.

Du côté de la cavité abdominale, le foie, le rein, la vessie, la colonne lombaire, et les ganglions qui se trouvent en avant d'elle, seront explorés.

Il arrivera souvent qu'un léger œdème des extrémités, un épanchement ascitique, une teinte subictérique des conjonctives conduiront à la percussion du foie, mais en tout cas celle-ci sera toujours faite, et si le malade n'avait pas remarqué un volume notable du foie quelque temps auparavant, l'abstention sera indiquée. Que l'on ne s'attende pas à sentir à sa surface des bosselures. Ce symptôme est rare dans les dépôts se faisant promptement quelquefois même la région est à peine douloureuse.

L'œdème des extrémités peut aussi app
sion rénale ; et les urines seront interrogées au point de vue du sang et de l'albumine. S'il existe du sang, l'examen microscopique des dépôts donnera souvent des résultats positifs, et indiquera en même temps si le néoplasme siège dans le rein ou dans la vessie. Dans ce cas on fera, bien entendu, les explorations ordinaires.

Pour le cancer de la colonne vertébrale, le principal symptôme sera la sciatique double; quelquefois le siège dans une région plus élevée donnera lieu à d'autres névralgies, mais le caractère de leur présence des deux côtés sera toujours fort important.

Enfin, la palpation profonde du ventre devra être faite principalement, nous avons à peine besoin de le dire, lorsqu'il s'agit de tumeurs du membre inférieur, et surtout des testicules. Mais elle est difficile, et donnera bien souvent des résultats négatifs.

Nous n'avons pas encore parlé de l'état général, et en réalité il donnera presque toujours des indications fort restreintes et subordonnées à l'examen des viscères. En effet, à part la teinte jaune paille, caractéristique, et devant laquelle un chirurgien reculera toujours, pourrait-on nous dire à quoi l'on s'attachera, et en quoi consiste l'état cachectique? Il est beaucoup de gens cachectiques, parce qu'ils sont affaiblis, parce qu'ils ne mangent plus, parce qu'ils souffrent physiquement ou moralement; mais qu'on les opère : sans doute ils sont dans d'assez mauvaises conditions pour supporter le traumatisme; cependant, même dans les cas de cancer, ils pourront reprendre pour un temps plus ou moins long une santé, dans certains cas, presque florissante.

S'il existe quelques doutes au sujet de l'état des viscères cependant, l'exploration thermométrique ne doit pas être négligée. La bronchite chronique ne donne pas la fièvre, pas plus que les tumeurs bénignes du foie ; et comme il n'y a pas ordinairement dans ces cas de longue suppuration, on a toutes chances pour qu'une légère élévation du soir ne soit l'indice d'un commencement d'hecticité, due à la généralisation.

Enfin il est quelques explorations que l'on ne fait pas souvent, et qui, cependant, seraient quelquefois bonnes évidemment. Personne ne va de suite pratiquer le toucher rectal ou vaginal ; mais il faut au moins s'enquérir des phénomènes qui se passent de ce côté.

S'il y a quelques pertes, des douleurs abdominales, il est possible que l'utérus soit pris. S'il y a de la constipation, de l'inappétence, qu'on se rappelle une chose, c'est que ces phénomènes parfois sont les seuls à se montrer pendant un très long temps dans le cancer de l'estomac, mais qu'on ne peut jamais alors rien affirmer sans explorer le rectum, dont le cancer parfois a presque les mêmes symptômes. Dans le cancer de l'estomac encore, on ne négligera pas l'examen répété des jambes pour savoir s'il n'y a pas de l'œdème *cachectique*, bien qu'il se montre sans symptômes de cachexie. Ce signe de Trousseau, joint à des troubles digestifs notables, a une importance capitale.

Que dirai-je d'un cancer du crâne ? Il est bien évident que, s'il ne produit pas la compression du cerveau avec des symptômes correspondants, il serait puéril de dire : Pensez au cancer du cerveau.

CONCLUSIONS. — Je n'ai point à formuler de règle de conduite spéciale, puisque évidemment il est admis par tout le monde que la présence de tumeurs profondes est une contre-indication absolue à toute intervention. La seule conclusion que l'on puisse tirer des faits que j'ai exposés, c'est qu'il y a non seulement un danger éloigné, mais un danger très grand d'accidents immédiats et mortels dans l'opération d'un cancéreux, s'il a un néoplasme profond.

La difficulté de s'en assurer est, je l'avoue, désolante, et donnerait presque raison à ceux qui regardent toute opération comme inutile dans le cancer. On les opère cependant, et il semble qu'on leur procure une légère survie, parfois peut-être la guérison. (?) Mais si on doit les tuer, bien mieux vaudrait les laisser mourir en paix. Leur intérêt s'accorde aussi avec ce que réclame la dignité de la chirurgie, pour qui c'est toujours une sorte de déshonneur de produire, bien que malgré elle, un malheur, là où elle est appelée à soulager.

Mais si cependant ces calamités chirurgicales, comme on les a bien appelées, doivent se produire encore et certainement toujours, ce sera seulement par l'étude de leurs causes qu'on en diminuera le nombre, en donnant les moyens de reconnaître ces causes.

Quant aux cas de traumatisme accidentel que nous avons vu si stupéfiants, il n'y a à coup sûr rien à faire à leur propos. Nous n'y pouvons rien, mais nous avons au moins la consolation de n'y être pour rien.

OBSERVATIONS ET BIBLIOGRAPHIE.

J'ai cru devoir réunir les nombreux matériaux recueillis sur ce sujet, et les diviser en plusieurs parties, répondant aux chapitres de la partie didactique ; je pense qu'il y aura ainsi un plus grand intérêt dans la lecture de cette partie de mon travail, en même temps que le lecteur pourra s'y reconnaitre très facilement.

De plus, un certain nombre d'indications sont de véritables résumés d'observations, leur intérêt m'ayant fait juger que je ne devais pas me contenter d'une simple mention. Elles entrent donc tout naturellement dans le cadre des observations.

A. *Observations de blessures accidentelles.*

I. Fracture de l'humérus. Mort au cinquième jour. Cancer généralisé (personnelle). Voir page 16.

II. Fracture du péroné et cancer du foie. Mort. (Communiquée à M. Verneuil, par P. Méricamp, interne des hôpitaux). — Car..., âgé de 53 ans, entre le 10 décembre 1879, à l'hôpital de la Pitié, salle Saint-Gabriel, 43, service de M. Polaillon.

Le 8 décembre au soir, le malade, homme de bonne apparence et de haute taille, fait une chute dans un escalier. Il ressent aussitôt une vive douleur à l'extrémité inférieure de la jambe gauche, et perçoit un craquement à ce niveau ; cependant il se relève et cherche à vaquer à ses occupations ordinaires. Mais la douleur persiste ; l'usage du membre est pénible, et C ,. se décide à rentrer à l'hôpital où il se rend à pied.

Etat actuel. La région de la malléole externe est faiblement tuméfiée et sans ecchymose ; point de déplacement ; une douleur circonscrite existe à la base de la malléole, et par les manœuvres ordinaires, nous percevons de la crépitation osseuse. Le diagnostic n'est donc pas douteux : fracture très simple de l'extrémité inférieure du péroné ; pronostic favorable.

Cependant les réponses du malade nous ont frappé par leur hésitation et leur incertitude ; l'état général paraît altéré ; il existe une teinte subictérique des téguments. Le foie est énorme, il a envahi l'hypochondre gauche et descend à 2 centimètres au-dessous de l'ombilic. Sa forme n'est pas altérée ; pas de bosselure, légère douleur à la pression ; ascite minime, mais appréciable. Pas d'œdème des membre inférieurs. La rate paraît aussi augmentée de volume ; les autres viscères semblent sains. Il s'agit donc d'un hépatique, et le pronostic devient grave.

Interrogé sur ses antécédents, le malade se défend avec énergie de toute habitude d'alcoolisme ; il ne serait indisposé que depuis trois semaines, ayant du dégoût des aliments, de la viande en particulier. Cependant il n'a jamais interrompu son travail, et s'il pouvait marcher, il travaillerait encore, dit-il.

Le lendemain 11 décembre, à la visite, M. Polaillon diagnostique un cancer du foie, et porte un pronostic fatal. La teinte subictérique devient un ictère franc ; à l'hésitation de la parole succède le subdélirium ; le malade se lève pendant la nuit du 12 décembre et marche dans la salle. L'amaigrissement se prononce, les traits se tirent, les joues s'excavent.

L'ascite augmente en notable proportion, et masque en partie le foie ; la douleur est vive, surtout au niveau de l'ombilic ; le thermomètre monte à 38° et se maintient pendant plusieurs jours à ce niveau. Puis le 18 décembre il descend à 36°,4, le pouls ayant gardé ses caractères normaux. Sur la face interne des cuisses, se fait un éruption confluente de taches sombres, tranchant sur la teinte jaunâtre des ligaments, à contours irréguliers et fondus, et dont la plupart ont la dimension d'une pièce de 50 centimes. S'agit-il d'éphélides hépatiques ou d'éruption cachect que (Verneuil et Tremblez) ?

A peine ces taches ont-elles commencé à se desquamer par leur centre que le malade épuisé, ayant la langue et les lèvres fuligineuses, meurt dans le collapsus pendant la nuit du 19 au 20 décembre, onze jours seulement après le traumatisme,

Les urines ont laissé tous les jours se déposer un abondant précipité d'acide urique.

La fracture n'a présenté aucune complication, malgré les imprudences du malade au moment de son délire.

A l'autopsie, on trouve un foie pesant 3 k. 500, infiltré de cancer dans toute son étendue, sans bosselures marronnées. Bien que ces caractères soient ceux du cancer *secondaire* du foie, il nous est impossible de trouver l'organe ou le tissu primitivement envahi.

Rate volumineuse, mais non dégénérée; pas de cancer du péritoine. Liquide ascitique transformé en glaçons par le froid.

La fracture en V ne présente rien de particulier; les fragments sont dans une coaptation parfaite. Il n'y a pas de trace de commencement de consolidation.

II. — Fracture compliquée de plaie des deux os de la jambe. Mort au bout de dix jours. Cancer de l'estomac (Bourras. Du pronostic des fractures chez les cancéreux Th. Paris, 1879, p. 12.)

IV, — Fracture du fémur. Mort le septième jour. Noyaux cancéreux dans le poumon, la plèvre et le foie. (Bourras. Loc, cit., p. 15.)

V. — Ostéosarcome du maxillaire inférieur. Ablation. Symptômes de cachexie. Fracture du fémur. Mort le quinzième jour. (Bourras. Loc. cit., p. 17.)

VI. — Homme de 45 ans. Ulcération du pied inutilement soignée par les topiques et la cautérisation. Amputation un peu tardive. (Août 1866.)— Apparition d'une tumeur à la cuisse, avec ganglions fluctuants. Fracture spontanée le 4 octobre, sous-trochantérienne. Mort dans le collapsus six jours après. A l'autopsie, noyaux cancroïdaux dans la plèvre et les ganglions bronchiques du côté droit. (Fischer et Waldeyer, Arch. für Klin. chir., XII, p. 858.)

B. *Observations de traumatisme chirurgical.*

OPÉRATIONS SUR DES TISSUS NON NÉOPLASIQUES.

VII.—Phlegmon profond du cou. Hémorrhagies veineuses.Mort. Cancer de l'épiploon. (Inédite.) — Sartoret Ferdinand, 31 ans, vitrier, entré le 26 février 1867, salle Saint-Louis, 24, à l'hôpital Lariboisière, service de M. Verneuil, suppléé par M. Guéniot.

Il présente une tuméfaction considérable de la région latérale droite du cou, s'étendant depuis l'apophyse mastoïde en haut et en arrière, jusqu'à la partie inférieure du cou, en avant et au-dessus du sterno-mastoïdien. Cette tuméfaction date de cinq jours ; elle ne paraît pas avoir été précédée de carie dentaire, mais s'être développée spontanément sans grande douleur. A son niveau la peau est rouge; on sent une dureté, une résistance considérables. Il paraît y avoir un peu de fluctuation à la partie inférieure ; mais il n'y a pas d'œdème. Incision au bistouri avec la sonde cannelée. Il ne s'écoule pas de pus, mais du sang en petite quantité. Cette hémorrhagie se renouvelle pendant la journée ; elle est arrêtée par le tamponnement de la plaie avec de la charpie.

Du 26 février au 1er mars, il ne paraît pas y avoir de modifications sensibles dans la marche de la tumeur ni dans l'état général du malade.

2 mars. Fièvre intense dans la nuit. Le lendemain la température est manifestement augmentée. — Seconde incision; écoulement de sang avec des globules de pus, puis de pus presque pur, mais séreux, mal lié.

Le 3. Le malade se plaint de gêne de la déglutition. Par le doigt introduit dans la bouche on sent une tuméfaction assez grande sur la paroi latérale droite du pharynx, jusqu'au niveau de l'amygdale. Un peu de toux légère qui s'explique par la compression de quelques filets nerveux laryngés. La tuméfaction est augmentée. Elle occupe toute la partie latérale du cou, descend jusqu'au sternum. M. Guéniot introduit une sonde cannelée dans les incisions et pénètre à une profondeur de 8 centimètres. La pression fait sortir du pus par les ouvertures, ce qui montre leur communication avec le foyer. Une sonde de femme est introduite par un de ces points, puis un trocart à pointe mousse, lequel sort par l'incision supérieure. embrassant dans sa courbe le sterno-mastoïdien et les parties voisines, sans qu'on puisse dire si le paquet musculo-nerveux y est compris, ce qui cependant ne paraît pas probable à M. Guéniot. Introduction d'un drain qui est laissé à demeure.

Le 4. Il s'écoule un peu de pus par les orifices du drain ; mais il y a toujours de légères hémorrhagies. Etat général : dysphagie légère, douleurs vives, insomnie, fièvre intense la nuit.

Le 5. Le drain est enlevé. La pression fait sortir du pus en quantité par les ouvertures ; mais ce pus est toujours mêlé à du sang. Pansement à la charpie imbibée de vin aromatique. Affaiblissement notable du malade.

Le 6. Fluctuation manifeste à la partie inférieure du cou et dans le creux sus-claviculaire. Incision, écoulement de pus abondant, phlegmoneux, mais toujours mêlé à du sang.

Le 8. Langue sèche ; dysphagie moindre ; toux continuelle ; bronchite, râles ronflants.

Le 10. Extraction par M. Guéniot de deux ganglions situés au. niveau de l'angle de la mâchoire ; ces ganglions sont mortifiés, ils étaient à peu près libres au fond du foyer. Pas d'hémorrhagie sur le moment, mais M. Guéniot prévient qu'il ne serait pas étonné qu'il s'en fît dans la journée, pressentant quelque ulcération des parois veineuses comprises dans ce foyer de suppuration,

Dans la journée, première hémorrhagie, arrêtée par le tamponnement avec de l'amadou.

Dans la nuit, trois autres hémorrhagies qui se font par les diverses ouvertures. Application de perchlorure de fer.

Le 11. Le matin, affaiblissement considérable du malade. Pouls filiforme, voix éteinte. Mort à dix heures.

Autopsie. — Au niveau de la tumeur, la peau et le tissu cellulaire sous-cutané sont entièrement décollés, disséqués dans une vaste étendue. La gaine du sterno-mastoïdien est également disséquée. Les fibres du muscle sont ramollies, friables, sans présenter cependant de trace d'inflammation ; c'est plutôt une imbibition du tissu par le pus et au-dessous du sterno mastoïdien se voit une vaste cavité creusée par la suppuration, et occupant tout l'espace compris entre le bord antérieur du trapèze et le bord du sterno-mastoïdien, au-dessus de l'aponévrose cervicale profonde, qui est elle-même décollée dans une assez grande étendue au-dessous; les vaisseaux carotidiens sont encore enveloppés de leur gaine, mais celle-ci est ramollie, se détachant avec facilité, imbibée de pus. On voit nettement que la sonde introduite pendant la vie, ne passait pas en arrière des vaisseaux. Il n'y a pas de fusées du côté du médiastin. Inférieurement, l'aponévrose cervicale, à son insertion à la clavicule, semble offrir une barrière au pus. En haut, la parotide est intacte, mais inférieurement, elle est ramollie, dépouillée de son enveloppe fibreuse et imbibée de pus. Les ganglions sous-maxillaires sont ramollis, pulpeux, friables. Il n'est pas possible de trouver quel es le vaisseau qui a donné lieu aux hémorrhagies, ni de quel point elles partent.

A l'ouverture de l'abdomen, on constate que le fascia transversalis, le péritoine et le grand épiploon sont unis entre eux sans pouvoir être séparés, formant une masse dure, lardacée, assez épaisse, et présentant l'aspect de la dégénérescence cancéreuse du péritoine. Sur les anses intestinales, le péritoine est parsemé de noyaux ovoïdes de la grosseur d'une lentille, ou plus grands. Au microscope il a été constaté qu'ils contenaient de grosses cellules caractéristiques, avec des noyaux et quelques granulations graisseuses. (Habran.) Le grand épiploon est plein de concrétions blanchâtres. L'épiploon gastro-hépatique est transformé en un tissu épais, lardacé, complètement dégénéré. Le péritoine qui recouvre le foie à ses faces convexe et inférieure est intimement adhérent au tissu de l'organe, d'une part, et de l'autre au feuillet pariétal. A la coupe le foie paraît sain. Les ganglions mésentériques sont pleins de cette même matière caséeuse, encéphaloïde.

Poumons sains; mais les ganglions bronchiques sont énormes, tuméfiés, noirs, sans apparence de dégénérescence, comme les ganglions mésentériques. Ceux de l'aisselle et de l'aine sont également tuméfiés, mais non dégénérés.

Depuis l'entrée du malade à l'hôpital, il n'a été constaté aucun signe de péritonite, ni de troubles gastro-intestinaux ; l'attention n'a nullement été attirée du côté de l'abdomen; mais, et c'est là un des points les plus remarquables de l'observation, il résulte des renseignements fournis par la famille que le malade fut pris, il y a un an, d'accidents qu'on peut rapporter à la première manifestation du cancer du péritoine et à la péritonite provoquée par ce travail morbide.

Douleurs abdominales très vives, gonflement du ventre, vomissements, hématémèse, melœna, diarrhée abondante : tels auraient été ces accidents.

Ils se seraient ensuite dissipés peu à peu, tout en laissant le malade dans un grand état de faiblesse. Quoi qu'il en soit, il est étonnant que la lésion du péritoine ne se soit pas, dans la suite, exprimée par des signes qui auraient appelé l'attention de ce côté. On a cru simplement à un phlegmon du cou développé sans cause apparente sur un individu plus ou moins affaibli, et la terminaison par hémorrhagie a pu ainsi être rapportée à une ulcération des vaisseaux contenus dans le foyer de suppuration. Mais les lésions constatées dans l'abdomen peuvent expliquer *post mortem* la cause de la gravité de ce phlegmon. D'autre part, l'altération du sang rend compte aussi de la tendance aux hémorrhagies qui ont fini par emporter le malade.

VIII.— Cancer situé à la limite du rectum et de l'iliaque chez un homme de 44 ans. On se décide à tenter l'extirpation de la tumeur en même temps qu'on établira un anus contre nature par la méthode de Littre. Mort dans le collapsus 12 heures après. (Israël, arch. für Klin. Chirurgie, 1876, p. 38.)

IX. — Epithéliome œsophagien. Œsophagotomie. Mort au bout de 36 heures. Dépôts épithéliaux dans les glandes bronchiques, Gussenbauer, arch. für Klin. chir., 1872, p. 552.)

OPÉRATIONS PRATIQUÉES POUR L'ABLATION D'UN NÉOPLASME EXTERNE.

Mort sans complications.

Opérations de gravité minime ou médiocre.

Cancer du sein. Ablation. Mort le troisième jour. Noyaux secondaires dans le foie, les ovaires et les corps vertébraux. (Marchand. Soc. chirurgic, juillet 1881.) Le 20 janvier 1880, entrait à l'hôpital

Tenon, salle Richard Wallace n° 6, une femme de 36 ans, M...
Françoise, née à Ferrare. Le début de son affection remontait à 13
mois. Elle avait eu 3 enfants qu'elle avait tous allaités. C'est trois
mois après son dernier accouchement qu'elle s'aperçut de l'existence au sein gauche d'une tumeur qui grossit rapidement, et devint vite douloureuse. Dans les derniers mois de la maladie, les
douleurs étaient devenues très vives, s'accompagnant d'irradiations
dans diverses directions.

Nous constatons une tumeur siégeant à la partie supérieure et
externe de la mamelle, du volume d'une petite orange ; elle est
dure, irrégulière, mobile sur les parties profondes ; on la déplace
sans difficulté pendant la contraction du grand pectoral. La peau
légèrement vascularisée adhère à la tumeur dans un petit espace répondant au point le plus saillant. La peau de la demi-circonférence
inférieure, dans une étendue de 4 à 5 centimètres, a l'aspect œdé-
mateux particulier connu sous le nom de *peau d'orange*. Sur les
limites de cette altération de la peau existent quatre à cinq petites
granulations du volume d'une lentille à un grain de millet, enchâs-
sées dans l'épaisseur du derme et confondues manifestement avec
lui ; elles n'ont aucune relation anatomique avec la tumeur.

Dans l'aisselle existe une tumeur ganglionnaire, mobile profondément, qui certes, dans l'état actuel de la pratique, ne pouvait
suffire pour constituer une contre-indication formelle à l'opération.

L'état général de la malade semble assez satisfaisant ; l'embonpoint est suffisamment conservé ; le teint est coloré ; il n'y a aucune
apparence de cachexie même commençante.

Malgré cet aspect satisfaisant, la malade se plaint de douleurs
siégeant dans des points mal définis, sur les parties latérales du
thorax, vers l'épigastre, mais ne présentant point la régularité de
la névralgie intercostale.

L'appétit est sensiblement diminué, sans que la malade accuse de
phénomènes dyspeptiques bien précis. Les caractères objectifs de
la tumeur, l'état général un peu indécis me font examiner avec grand
soin son état organique. Les organes thoraciques, les organes abdominaux soigneusement explorés, ainsi que l'appareil génital, ne
présentent rien d'anormal. Aussi, cédant aux instances de la malade,

je me décide, un peu à contre-cœur, je dois l'avouer, à intervenir.

7 février. Après anesthésie au chloroforme, la tumeur du sein est
très largement enlevée, et les téguments suspects sacrifiés dans
une grande étendue. La tumeur axillaire est disséquée, et son ablation totalement accomplie, sans qu'aucun accident opératoire, di-
gne d'être signalé, soit survenu, sans qu'aucun vaisseau de quelque
importance ait été ouvert. L'hémorrhagie n'est ni plus ni moins
considérable que celle avec laquelle on doit avoir à compter lorsque l'on pratique une pareille opération, en s'entourant de tous les
soins qui facilitent l'hémostase primitive.

Dans l'après-midi, la malade a quelques vomissements, mais se
relève parfaitement de l'opération. Le soir, elle a dans l'aisselle
saine 37° 8.

Le 8. Le lendemain matin, la malade se plaint de souffrances assez vives ; nous examinons le pansement (pansement de Lister), et
le trouvons en bon état ; aucune trace d'hémorrhagie. La température axillaire est de 37° 4.

Dans l'après-midi du même jour, après avoir présenté quelques
signes dyspnéiques, la malade succombe brusquement sans que
rien puisse en apparence expliquer cette terminaison si rapidement
funeste.

A l'autopsie, l'examen des organes thoraciques ne présente rien
de remarquable ; les poumons sont sains et ne contiennent aucun
noyau de généralisation ; le cœur est un peu flasque, de volume
moyen, les cavités sont vides de sang ; quelques caillots seulement
dans le ventricule et l'oreillette du côté droit. Le myocarde a une
épaisseur et une coloration normales.

Le foie a conservé son *volume habituel*, il ne dépasse pas le re-
bord des fausses côtes, mais un tiers est parsemé de noyaux cancéreux de dimension variable, en nombre considérable.

En arrière de l'œsophage, dans sa partie abdominale, on trouve
un certain nombre de ganglions dégénérés et volumineux. Dans
l'ovaire droit. on constate l'existence d'une masse blanchâtre, molle,
bien circonscrite, ayant l'aspect du carcinome mou.

Les corps vertébraux lombaires sont sciés dans diverses directions. On trouve leur tissu farci de nodules blanchâtres extrême-

ment nombreux constitués par un tissu identique à celui qui formait les noyaux hépatiques.

La plaie ne présentait aucune complication, la tumeur axillaire avait été enlevée en totalité ; les gros vaisseaux de l'aisselle, les veines en particulier, étaient absolument sains, ne contenant à l'intérieur aucun caillot, ne présentant aucune altération des parois.

XI. — Cancer du sein extirpé il y a trois jours, mort. Cancer du foie (Ripault, Bulletin de la Société anatomique, 1833, p. 221).

XII. — Tumeur de la clavicule datant de six mois chez un enfant de 11 ans, non adhérente à la peau ; pas d'autre phénomène morbide. Extirpation, suites d'abord favorables ; puis, le sixième jour, coma et mort. A l'autopsie, tumeur de la surface externe de la dure-mère. (Busch, Arch. fur Klin. chirur. XIII. 1871, p. 44)

XIII (Tr. résumé) Jeune homme de 22 ans entré dans le service de M. Ricord pour tumeur du testicule datant de onze mois ; petite taille, et assez maigre. Tumeur étendue dans l'hypochondre gauche. Ponctions. Diagnostic de kystes, disparition brusque de la tumeur abdominale.

On pratique la castration le 25 mars 1833. Trois jours se passent bien, puis la plaie devient blafarde, quelques accès de fièvre surviennent et, le 30, le malade s'éteint doucement.

La tumeur testiculaire était composée de kystes multiples et de tissu encéphaloïde. La tumeur abdominale ouverte dans l'intestin était formée de mailles assez larges, dont quelques-unes contenaient des hydatides dégénérées. (Marolles, Bullet. Soc. anat. 1833, p. 168.)

C'est cette observation que je regarde d'après la description comme étant probablement le fait de kystes alvéolaires hydatiques dans deux organes. Il est facile de voir que ce n'est pas la rupture de la tumeur abdominale qui a causé des complications.

XIV. — Tumeur du testicule chez un jeune homme de 18 ans. Etat général assez bon ; appétit. Teinte jaunâtre qui serait fort ancienne. Tumeur de la rate, diagnostiquée kyste séreux ou hydatique. Castration, augmentation immédiate de la tumeur abdominale. Au bout de 19 jours, frisson et mort subite. A l'autopsie, tumeurs encéphaloïdes de la rate, du foie, et d'une chaîne ganglionnaire très étendue. (Le Dentu, Bull. Soc. anat., t. XXXVIII, p. 251, 1863.)

XV. — Cancer du testicule chez un homme de 38 ans. Castration. Mort 15 jours après. Tumeur dans les ganglions lombaires. (Paget. Tumours. p. 208.)

XV bis. — Cancer épithélial du testicule. Castration. Mort le vingt-unième jour. Généralisation méconnue. (Th. Talavera. Tumeurs du testicule, p. 20, 1879.)

XVI. — Cancer du testicule chez un homme de 50 ans. Mort prompte. Tumeur ganglionnaire rétropéritonéale. (Moutard-Martin. Soc. anatom. 1845, t. XX p. 41.)

XVII. (Résumée). — Tumeur de l'omoplate chez un homme de 34 ans, d'une durée de 4 ans. Aggravation par une ponction, d'ailleurs sans résultat. Bon état général, pas de symptômes de tumeurs dans les viscères. Maigreur qui est habituelle. Ablation. A partir du sixième jour, nausées, frissons, auscultation négative, rien du côté de la plaie. Expectoration et toux. Jusqu'au dernier jour, auscultation négative, mort le quatorzième jour.

La tumeur était un enchondrome. A l'autopsie, une trentaine de tumeurs semblables de grosseurs très diverses dans les deux poumons. (Richet, Bull. Soc. chirurgie, première série, t. XI, p. 84. 1855.)

XVIII. — Sarcome des gaînes tendineuses du poignet, amputation de l'avant-bras. Mort prompte, sarcome du péritoine. (Communiquée par mon excellent ami Charles Labbé.)

Un jeune homme de 17 ans entre au mois d'octobre 1879 à Lariboisière, salle Saint-Louis, dans le service du M. Léon Labbé, pour des fongosités du poignet droit, semblant occuper les gaînes des extenseurs. Les mouvements de l'articulation sont normaux et non douloureux.

Pendant une quinzaine de jours, on lui fait une série d'injections interstitielles avec la teinture d'iode. Sous l'influence de ce traitement, la tumeur semble s'affaisser; mais bientôt des phénomènes inflammatoires très-intenses se déclarent, et l'amputation de l'avant-bras est jugée nécessaire.

Le malade supporte bien l'opération et les premiers jours tout marche régulièrement, lorsqu'il est pris subitement de phénomènes très graves (douleurs abdominales, facies typhique, et surtout gêne considérable de la respiration.)

Il succombe au bout d'une semaine, et, à l'autopsie, on ne trouve absolument rien dans les poumons, malgré la dyspnée intense qu'avait présentée le malade. Mais en revanche, la cavité abdominale est littéralement farcie de petits noyaux sarcomateux, dont les plus gros ne dépassent pas le volume d'une noisette, et qui sont disséminés sur le péritoine pariétal, le grand épiploon et tous les intestins.

Malgré l'absence d'examen microscopique, il y a tout lieu de croire que les fongosités synoviales étaient tout simplement du sarcome.

XIX. — Tumeur fibro-plastique du mollet. Amputation de la jambe. Mort dix-sept jours après. Tumeurs secondaires nombreuses à la cuisse, dans les ganglions iliaques, et les deux poumons. (Chuquet. Bull. Soc. Anat., 1877, p. 105.) Observ. VIII du mém. de M. Verneuil. — Rose G..., 66 ans, belle constitution, entre à la Pitié, le 16 novembre 1876, pour une tumeur fibro-plastique volumineuse de la jambe droite apparue au mois de mars et ayant pris, depuis quelques semaines, un accroissement considérable.

La malade semble jouir d'une excellente santé, sauf quelques indices d'une affection rhumatismale ancienne, entre autres une légère insuffisance mitrale. L'examen le plus attentif ne révèle aucune contre-indication.

On pratique, le 28 novembre, l'amputation de la jambe au quart supérieur. Pansement ouaté.

Le 29. Inappétence, douleurs dans le membre amputé, urines rares, rosacées ; point de fièvre.

Le 30. Anorexie, soif, douleurs moins vives ; urines toujours rares

1er décembre. On enlève le bandage ouaté, qui est pénétré de sang ; on attribue ce phénomène à l'affection cardiaque. Aucun vaisseau n'exige de ligature. La petite hémorrhagie, provenant d'un tronçon de muscle, s'arrête d'elle-même.

Pansement phéniqué ordinaire. Les douleurs ont diminué. L'anorexie, la soif, l'oligurie persistent.

Le 2. Même état ; la plaie n'a pas mauvais aspect.

Le 4. Douleurs violentes dans les reins et l'échancrure sciatique du côté opposé.

Le 6. La fièvre s'allume pour la première fois.

La température monte à 39,2, sans frisson, sans rougeur, sans trace d'inflammation du moignon. Pression très douloureuse le long du nerf sciatique et dans le bas de la fosse iliaque ; on pense à une généralisation du néoplasme.

Les phénomènes d'adynamie se prononcent de plus en plus ; langue sèche, ventre ballonné, respiration fréquente, forte fièvre. Deux jours avant la mort, douleur vive, avec tuméfaction du pied gauche. La plaie d'amputation n'est le siège d'aucune douleur ; elle est seulement pâle et couverte d'un enduit grisâtre.

Mort le 15 décembre, dix-sept jours après l'opération.

Autopsie. — Tumeur enflammée et ramollie à la cuisse, le long du nerf sciatique. Deux ganglions iliaques inférieurs également infiltrés de tissu fibro-plastique et enflammés.

Dans les deux poumons, une multitude de petites tumeurs secondaires, variant du volume d'un pois à celui d'une noisette.

Foie petit, ratatiné ; oblitération du canal cystique. Dilatation des conduits biliaires.

Reins séniles ; quelques rugosités sur la valvule mitrale ; du pus dans l'articulation tibio-tarsienne.

Ni infarctus, ni abcès métastatiques dans les viscères.

Opérations graves.

Lymphosarcome du cou. Cautérisation interstitielle. Destruction incomplète. Amélioration. Récidive locale prompte. Tentative d'extirpation. Accidents généraux graves. Mort rapide. Tumeur volumineuse du foie (1). (Obs. III du mémoire de M. Verneuil). — C..., 20 ans, petit, faible, pâle, anémique ; tumeur du côté gauche du cou, datant de huit années et ayant résisté à toutes sortes de traitement. M. Verneuil diagnostique une adénopathie strumeuse et se décide à l'opérer par la cautérisation interstitielle. En conséquence, en octobre 1869, on incise les trois glandes les plus volumineuses, on en extrait par la pression une pulpe rougeâtre, et on cautérise énergiquement la cavité avec le fer rouge. Pansement alcoolisé, inflammation locale assez vive, pas de réaction générale ; amélioration prompte et très notable ; guérison presque complète.

Mais bientôt on constata une repullulation du mal. De nouvelles glandes, ou celles qu'avait épargnées la cautérisation s'hypertrophiant, on voulut tenter une opération plus radicale, c'est-à-dire l'extirpation des tumeurs; et M. Verneuil y procéda le 5 décembre, sept semaines environ après la première tentative. On put énucléer deux ganglions enkystés, mais partout ailleurs l'extirpation complète fut impossible. On dut enlever des fragments de la masse morbide et cautériser avec le fer rouge. Pansement phéniqué et alcoolisé. Les trois premiers jours se passent bien, mais le 8, des phénomènes graves éclatent du côté de l'abdomen. Vomissements, constipation ; ballonnement et sensibilité très vive du ventre ; fièvre intense, soif vive, langue sèche, teinte ictérique, subdelirium continu. La suppuration du cou se tarit, le gonflement des bords de la plaie s'affaisse, une hémorrhagie se déclare, heureusement facile à arrêter. Purgatifs, sulfate de quinine.

Le 9. Le ballonnement du ventre ayant diminué, on constate une énorme tuméfaction du foie, lequel soulève les dernières côtes, remonte dans la poitrine au-dessus du mamelon et, en bas, atteint

(1) Bergeron. Thèse d'agrégat. en chir. Paris, 1872, p. 101.

l'ombilic ; du reste, il est ferme au toucher, à surface lisse et indolente. Aucun symptôme du côté des autres viscères.

La mort survint dans la nuit suivante, un peu moins de cinq jours après la dernière opération. L'autopsie ne fut pas permise.

Entre l'opération et le début des accidents, M. Verneuil avait eu connaissance de la nature de la tumeur du cou ; l'examen microscopique y avait montré la structure du lymphosarcome.

Le gonflement du foie était certainement de date récente. Sans doute cet organe, avant la seconde opération, recélait un dépôt secondaire du tissu morbide, mais celui-ci s'est rapidement accru, car, auparavant, aucun symptôme n'avait paru de ce côté. L'appétit était conservé et les digestions bonnes. Pendant le cours de l'opération, et pour surveiller la chloroformisation, l'épigastre et les hypochondres avaient été largement découverts, de sorte qu'une tuméfaction tant soit peu notable du foie eût été certainement remarquée, le sujet n'ayant qu'un embonpoint fort modéré

XXI.—Lymphosarcome des amygdales et du voile du palais. Résection temporaire de la mâchoire inférieure. Récidive. Nouvelle opération. Mort au septième jour. Généralisation du mal. (H. Braun, in Beiträge zür opérations chirurg. de Czerny, 1878, p. 60.)

XXII.— Femme de 48 ans. Tumeur volumineuse du cou, datant de quinze ans, développée rapidement depuis deux ans. Opération par M. Morgan. Perte de sang minime. Soif très ardente. Vomissements fréquents. La plaie a d'abord bon aspect. Mort au bout de huit jours, après diarrhée qu'on avait attribuée à un écart de régime. La tumeur du cou était kystique. Noyaux blancs dans le poumon droit et sur le péritoine. (Birkett. Guy's Hosp. Rep., 1869, t. XIV, p. 477.)

XXIII.— Homme de 62 ans. Tumeur datant de quatre semaines dure, mobile, ganglionnaire. Engorgement des ganglions sus-claviculaires; pas de leucémie.

Opération avec résection ostéo-plastique de la mâchoire inférieure. Mort au bout de deux jours. Tumeurs ganglionnaires abdominales. (Winiwarter. Arch. für klin. chir., t. XVIII, p. 145, 1875).

XXIV. — Tumeur cancéreuse du cou chez une femme de 68 ans, très affaiblie. Blessure de la veine jugulaire interne, avec bruit semblable à l'entrée de l'air dans les veines. Ligature de la veine et de l'artère carotide. Le soir, excitation, pouls intermittent. Mort le lendemain.

Autopsie. Pas d'air dans les veines, ni dans le cœur. Tumeurs cancéreuses dans le foie, le mésentère, les glandes rétro-périto-néales, les follicules clos de l'intestin et les glandes de Peyer. (Heyfelder, Deutsche Klinike, p. 518, 1853.)

La mort rapportée a l'entrée de l'air dans les veines n'est pas vraisemblable par la marche des symptômes ni par le résultat de l'autopsie.

XXV. — Tumeur de la fesse gauche chez un homme de 25 ans. État général excellent. Diagnostic hésitant entre anévrysme et ostéosarcome pulsatile. Trois séances d'électro-puncture inutiles. Extirpation incomplète. Perte de sang abondante. Coma et mort le même jour.

A l'*autopsie*. Ostéo-sarcome de l'os iliaque et nombreux noyaux pulmonaires sarcomateux, d'âge très différent. (Jaffé. Arch. für Klin. chir., t. XXII, p. 92.)

XXVI. — Sarcome à cellules rondes de la tête et du col du fé-mur, chez un homme de 36 ans. Résection de la hanche ; malade très affaibli après l'opération. Pendant deux jours, pouls très fré-quent, sans fièvre. Mort le quatrième jour avec 39° et 144 pulsa-tions. L'extirpation était incomplète. Noyaux cancéreux dans le foie et le rein. (Bryant. Guy's Hos. Rep., t. XX, p. 304, 1875.)

XXVII. — Cancer de la cuisse. Tempérament un peu détérioré, 60 ans. Amputation. Dépression le deuxième jour, frissons ; mort le cinquième jour. Petites tumeurs à la surface du foie. (Dupuy-tren. Leçons orales, t. II, p. 294.)

XXVIII. — Tumeur cancéreuse de la cuisse, chez un homme de

55 ans, robuste et sain en apparence, les organes internes examinés. Extirpation après ligature de l'artère fémorale.

Le lendemain, température à 40°. Pouls petit. Mort tranquille avec subdelirium au bout de cinquante-cinq heures. Tumeurs nombreuses dans les poumons. (Azzio Caselli. Sull' allacciatura della femorale profonda. Bullet. delle scienze mediche di Bologna, série 5, vol. XVI, p. 305, 1873.)

XXIX. — Sarcome médullaire volumineux de la partie inférieure de la cuisse. Amputation. Mort au dixième jour. Noyaux secondaires dans les poumons. (Fergusson. Trans. of the path. Society of London, 1854, t. V, p. 321.)

XXX. — Tumeur myéloïde de la tête du péroné. Amputation. Trois petites tumeurs dans le moignon au bout de quatre ans. Santé générale excellente. Ablation. Mort au bout de huit jours. Tumeurs dans les poumons. (Wolhs. Medical Times, 15 janvier 1859, p. 70.)

XXXI. — Carcinome de la cuisse. Homme de 28 ans. Amputation de la cuisse. Récidive au bout d'un an. Désarticulation avec perte de sang minime. Mort en quinze heures. Cancer d'une côte. (Bruch. Der diagnose des Bœsartingen Genhwülde, 1847, in thèse Luning, Ueber der Bluting bei der Exarticulation der Oberschenkels. Zurich, 1877, page 73, obs. 109.)

XXXII. — Sarcome de la cuisse chez un homme de 56 ans. Sujet maigre et anémique non cachectique. Désarticulation de la hanche, mort du shock en vingt heures. Noyaux secondaires dans les poumons, (Pearce Fould, in Trans. of the pathol. Soc. of London, 1877, t. XXVIII, p. 223.)

XXXIII.—Tumeur cartilagineuse de la cuisse, à marche rapide. Etat général mauvais. 14 ans. Désarticulation de la hanche. Mort rapide. Nombreux dépôts secondaires dans les poumons. L'auscultation avait été négative. (Reclus, Bull. Soc. anatom., t. XLVIII, p. 108, 1873.)

XXXIV. — Cancer médullaire du corps thyroïde chez une femme de 36 ans. Ponction, puis incision. Tamponnement pour arrêter l'hémorrhagie. Mort le troisième jour ; pas d'autre détail. Cancer du poumon et du médiastin. (Rose, in arch. für klin. chir., t. XXIII, p. 21.)

XXXV. — Goître cancéreux. Extirpation très laborieuse. 87 ligatures.Dépression, puis le dernier jour 39°8.Mort au bout de quarante-huit heures. Noyaux cancéreux dans les poumons, en dégérescence graisseuse. (Rose, Arch. für klin. chir., t. XXIII, p. 35.)

XXXVI. — Goître cancéreux suffocant. Trachéotomie. Mort huit jours après sans cause apparente. Noyaux secondaires dans les poumons. (Poncet de Lyon, in Boursier. th. agrég. 1880, p. 174. De l'intervention chirurgicale dans les tumeurs du corps thyroïde.)

Mort avec complications.

Pleurésie.

XXXVII. — Tumeur du sein datant de quatorze ans. Progrès rapides depuis quelques mois. Ablation. Mort. Masse cancéreuse considérable dans le poumon correspondant. Pleurésie. (Obs. I du mémoire de M. Verneuil (inédit.) En 1854, M. Verneuil reçut à l'Hôtel-Dieu une femme de 40 et quelques années, qui portait au sein droit une tumeur du volume des deux poings, présentant tous les caractères cliniques de ces grosses tumeurs bénignes composées de kystes multiples et de tissu fibro-plastique. En effet, la peau était distendue plutôt qu'envahie, et la masse glissait très aisément sur le grand pectoral.

Cette tumeur existait depuis quatorze ans, elle était restée fort longtemps stationnaire et indolente, et n'avait pris un accroissement, à la vérité très rapide, que depuis un an environ, au moment où la menstruation présentait quelques irrégularités.

L'état général n'était pas excellent; la malade avait maigri et perdu ses forces, mais M. Verneuil attribua ces symptômes à des douleurs assez vives, à une inquiétude constante et à des privations continues ; il examina avec soin tous les viscères et en particulier les poumons à cause d'une petite toux sèche que de temps en temps la malade accusait.

Ne découvrant absolument rien de suspect et ne trouvant aucune contre-indication, M. Verneuil opéra.

La malade succomba quelques jours après avec les signes d'une pleurésie.

A l'autopsie, M. Verneuil trouva en effet la plèvre du côté opéré remplie modérément de liquide ; mais au centre du poumon correspondant existait une tumeur volumineuse arrivant jusqu'à la surface pulmonaire par une portion très limitée de sa circonférence, laquelle tumeur avait exactement la même structure que certaines portions de la tumeur mammaire, c'est-à-dire, composée comme celle-ci de cancer très manifeste.

XXXVIII. — Squirrhe du sein et de l'aisselle chez une femme de 46 ans. Teint pâle. Examen négatif des organes internes. Opération. Grande faiblesse. Mort au bout de cinq jours. Lymphangite cancéreuse du poumon. Nombreuses petites tumeurs du foie. (Broca, Arch. génér. de médecine, 1850, obs. III.)

XXXIX. Sarcome du talon chez un homme de 44 ans. Amputation de la jambe. Mort de pleurésie au septième jour. Nombreux dépôts secondaires dans les poumons et les plèvres. (Saint-Barthelemew's Hosp. Rep., 1877, p. 114.)

Fièvre typhoïde (**?**).

XL. — Cancer du testicule chez un homme de 39 ans. Etat général peu affecté. Castration. Fièvre typhoïde au bout de huit jours et mort en quatre jours. Tissu cancéreux dans le cordon et autour de l'uretère. (Travers, Med. chir. transact., t. XVII, p. 335.)

Tétanos (?).

XLI. — Tumeur de l'aisselle gauche chez une femme de 60 ans. Extirpation. Tout va bien d'abord. Huit jours après, attaque de tétanos, la malade reste dans le coma et tout à fait rigide. Mort le lendemain. Cinq tumeurs dans les hémisphères cérébraux. (Billroth. Clinique, p. 451.)

Septicémie (?).

XLII. — Tumeur dure du sein avec ganglions chez une femme de 65 ans, datant de six mois. Extirpation. Mort dix jours après de septicémie. Beaucoup de petits noyaux cancéreux dans le foie. (Billroth. Clinique., p. 261.)

Accidents de l'anesthésie.

XLIII. — Cancer du sein chez une femme de 45 ans. Mort pendant l'éthérisation, presque de suite, avec la face turgide ; arrêt du pouls, pendant que quelques inspirations se produisaient encore.

Autopsie. Cœur couvert de graisse. Noyaux cancéreux dans les deux poumons.

XLIV.—Enchondrome de la mâchoire chez une femme de 52 ans. Résection du maxillaire. Syncope *subite* par le chloroforme. A l'autopsie, noyaux nombreux de généralisation dans les poumons. (G. Marchant, in Duret, Des contre-indications à l'anesthésie chirurgicale. Th agrég., 1880.)

Hémorrhagies secondaires.

XLV. — Lymphadénome inguinal. Extirpation. Hémorrhagies secondaires. Mort le 7e jour. Dépôt secondaires dans le foie et les ganglions iliaques. (Bull. de la Soc. de chir. 14 avril 1869, p. 164). Mém. de M. Verneuil. Obs. II. — Ch. 53 ans, cultivateur, entre à l'hôpital le 6 nov. 1866. Robuste, de haute taille, ayant toujours eu une bonne santé, il ne présente d'autre lésion qu'une tumeur inguinale née sans cause appréciable six mois auparavant, et ayant fait de rapides progrès.

Une ponction sur le sommet de la tumeur ne donna issue qu'a du sang ; accroissement continuel de la masse ; l'incision s'agrandit et se transforme en une vaste ulcération. On diagnostique un sarcome ganglionnaire ou lymphome nucléaire.

L'examen le plus scrupuleux n'ayant fait découvrir aucune altération viscérale ni aucune affection diathésique, M. Verneuil pratique l'extirpation le 12 septembre.

La tumeur, circonscrite par deux incisions semi-lunaires, adhérait largement par sa base au niveau du fascia cribriformis ; il fallut disséquer sur la gaine des vaisseaux, isoler l'artère dans l'étendue de 5 centimètres en conservant sa tunique externe et réséquer la veine fémorale entre deux ligatures distantes de 5 centimètres.

Perte de sang médiocre ; pansement avec un linge fin huilé, de la charpie fine, et une vessie de glace. Potion avec l'aconit et la digitale. Nuit assez tranquille, peu de sommeil, pas de fièvre, pas d'œdème du membre, vomissements que la glace arrête.

14 septembre. — Bonne nuit, fièvre légère, membre légèrement gonflé, les veines superficielles se dessinent sous la peau.

Le 15. — Le pansement est levé pour la 1re fois ; la plaie a bon aspect et commence à se recouvrir de bourgeons charnus de bonne nature ; l'artère bat toujours, mais moins énergiquement ; elle est recouverte de bourgeons, sauf en un point large de quelques millimètres qui n'est pas encore détergé.

Le 16. — La fièvre tombe ; le membre moins gonflé, moins dur, n'est le siège d'aucune douleur ; la circulation veineuse s'établit par les collatérales.

Le lendemain cet état continue ; le malade dort, boit et mange ; la fièvre n'est pas revenue ; la plaie a le plus bel aspect ; elle est partout recouverte de bonnes granulations ; l'artère figure un cylindre bourgeonnant animé de pulsations assez faibles ; mais le point grisâtre existe toujours et il est à craindre que les tuniques ne soient sphacélées dans l'étendue de quelques millimètres ; cependant l'élimination de cette eschare ne semble pas imminente.

Le 18. — Au commencement du 7e jour, à une heure après midi, hémorrhagie abondante de 500 à 600 grammes qu'on arrête par la compression et la ligature de trois artérioles du couturier. La paroi de la fémorale n'a pas cédé ; néanmoins, M. Verneuil croit prudent de jeter deux ligatures, l'une au-dessus, l'autre au-dessous de la portion dénudée. Malgré l'emploi des cordiaux et de tous les

moyens propres à ranimer les forces, la mort survient dans la nuit
suivante, moins de 7 jours après l'opération.

Autopsie. — Péritoine, plèvre, péricarde, arachnoïde, à l'état
sain. Poumons emphysémateux ; hypostase à leur base ; cœur volumineux, mais exsangue ; cavités presque vides. Aucun abcès métas-
tatique. Foie de volume et de couleur ordinaires ; à sa surface
convexe et dans le parenchyme, quatre tumeurs d'un blanc éclat-
tant, d'un tissu ferme, fibroïde, tout à fait semblable histologique-
ment à la tumeur inguinale, laquelle est constituée par l'épithélium
des ganglions lymphatiques.

Dans la plaie, aucune altération des tissus, sauf le sphacèle d'une
petite portion de la tunique externe. M. Verneuil ajoutait alors :
« Ce fait est très intéressant au point de vue des dénudations ar-
térielles, des résections veineuses, et de la généralisation des pro-
duits morbides. Mais je le cite seulement à cause du rapport des
tumeurs avec les gaînes vasculaires. »

XLVI. — Lymphosarcome ulcéré du cou. Extirpation. Dénudation de la carotide primitive, puis rupture de ce vaisseau au 16° jour.
Mort. Cancer secondaire d'un hémisphère cérébral. (Nepveu. Con-
tribution à l'étude de la dénudation de la carotide primitive. Association française, session de Nantes, 1875, p. 1131). Mém. de M.
Verneuil. Obs. V.

Campagnard robuste, 56 ans, santé excellente. Tumeur à la partie latérale droite du cou, apparue il y a 15 mois, et ayant tous les
caractères d'une adénopathie. Ni syphilis, ni scrofule. Aucune
cause appréciable. Progrès continuels ; ulcération de la tumeur,
hémorrhagies répétées.

Diagnostic : Lymphosarcome ayant respecté les nerfs et vaisseaux profonds, borné d'ailleurs aux seuls ganglions cervicaux
droits. La rate et les autres organes abdominaux n'offrent aucune
lésion ; point de leucocythémie ; l'auscultation n'indique aucun dé-
sordre dans les poumons, les digestions sont bonnes, l'intelligence
et les fonctions locomotrices absolument normales.

Le malade est amaigri et accuse une diminution générale des
forces, ce qui s'explique par les hémorrhagies antérieures, par la
vive inquiétude et par les douleurs violentes et incessantes ressen-
ties depuis deux mois, à ce point d'abolir entièrement le sommeil,

Sur les instances du malade, l'énorme tumeur fut enlevée. L'opération pratiquée le 23 juin fut laborieuse, dura plus d'une heure, mais se termina sans accident. On dut réséquer et lier la jugulaire interne ; la carotide primitive fut dénudée dans une étendue de 4 centimètres. Pansement antiseptique ouvert.

Les choses se passèrent simplement pendant les premiers jours. Ni douleurs, ni accidents quelconques, sauf un peu de difficulté dans la déglutition. La détersion de la plaie marcha assez vite, car le cinquième jour une grande partie de sa surface recouverte de belles granulations fournissait un pus de bonne nature.

Deux choses cependant causaient quelque inquiétude : d'abord la fièvre qui, sans être très-forte, ni présenter de caractères graves, se maintient pourtant jusqu'au onzième jour, en atteignant le soir jusqu'à 39°,5; puis la dénudation de la carotide, qui ne se recouvrait que fort lentement de bourgeons charnus. Cependant, le 8 juillet, tout semblait aller pour le mieux, la fièvre était tout à fait tombée ; l'état général était satisfaisant ; l'on commençait à se rassurer sur le sort de l'artère. Malheureusement, le lendemain matin, survint une rupture de la carotide primitive et une hémorrhagie qu'on put arrêter, ce qui n'empêcha pas le malade de tomber dans le coma et de succomber vingt-quatre heures après.

L'autopsie montra les lésions cérébrales consécutives à la ligature de la carotide primitive, mais aussi l'existence, au sommet de l'hémisphère cérébral gauche, d'une tumeur du volume d'une amande, ayant la même structure que celle du cou, c'est-à-dire celle d'un lymphosarcome à cellules fusiformes multinucléaires. Les autres viscères n'avaient pas d'autres lésions qu'une anémie profonde.

XLVII. — Tumeur du sein gauche. Adénopathie axillaire. Extirpation. Mort le quatorzième jour. Hémorrhagie ultime. Dépôts secondaires nombreux dans les poumons et le foie. (Obs. IX du Mém. de M. Verneuil. Leclerc, Bull. soc. anat , 3 mai 1878.) — E. B..., 36 ans, polisseuse, grasse, assez fraîche ; pas de maladies antérieures, sauf l'emphysème pulmonaire, amenant de temps à autre des accès d'asthme; devint enceinte pour la première fois il y a treize mois. Grossesse heureuse, accouchement facile. Au deuxième mois de cette grossesse, apparition au sein gauche d'une tumeur grosse comme une noisette, qui augmente rapidement, et, contrairement à ce qu'on espérait, ne diminue point après l'accouchement, Depuis deux mois, engorgement des ganglions axillaires ; peu de douleurs, mais gêne à cause du poids du sein. La tumeur, en effet, est du volume d'une tête d'enfant, arrondie, régulière, non bosselée, dure partout, sauf en un point où l'on soupçonne la formation d'un kyste, indolente à la pression, mobile sur le grand pectoral. La peau qui recouvre sa moitié supérieure est sillonnée de veines dilatées, mais non altérées ; elle est au contraire d'un rouge violacé et adhérente sur la partie inférieure.

Les ganglions engorgés, assez volumineux, paraissent échelonnés le long des vaisseaux axillaires, et se sentent mieux sous le grand pectoral que dans le creux même de l'aisselle.

M. Verneuil crut avoir affaire à une tumeur mixte, fibro-plastique dans la plus grande partie de son étendue, et cancéreuse dans l'autre portion, comme il avait eu l'occasion d'en voir un cas très net deux ans auparavant. Considérant que l'accroissement rapide pouvait être mis sur le compte de la grossesse, que la malade, jeune, pleine de santé et de vigueur, était exempte de toute autre affection, M. Verneuil se décidait à l'opérer le 12 avril.

Il eut cependant au dernier moment un peu d'hésitation et un scrupule. Nous avions interrogé très soigneusement la malade, ausculté la poitrine, examiné les urines, palpé le bas-ventre à travers la chemise, mais nous n'avions pas découvert complètement l'abdomen. Lorsque la patiente fut sur le lit d'opération, l'épigastre fut largement exposé pour suivre la respiration pendant l'anesthésie.

A ce moment, on constata en ce point, à la vue et au toucher, une tumeur arrondie, lisse, mobile, assez dure, grosse comme un œuf de poule, qui paraissait perdue dans la couche de tissu adipeux épaisse à ce niveau ; on crut à un lipome ou peut-être à une hernie graisseuse, et après un instant d'incertitude on opéra tout de même.

L'opération faite sous le jet d'eau additionnée de thymol fut assez laborieuse à cause des nombreux ganglions axillaires, et d'une hémorrhagie qui nécessita une double ligature de la veine axillaire, et l'application de trois pinces hémostatiques qui furent laissées en place.

Pansement antiseptique ouvert.

Dans la soirée, la malade va bien ; ni phénomènes gastriques, ni ballonnement du ventre ; main gauche engourdie, un peu refroidie, pouls plus faible qu'à droite ; mobilité et sensibilité conservées. T. 37,2.

Le 13. Insomnie, engourdissement du bras qui reprend sa chaleur ; point de doulenr dans la plaie ; T. 39° le matin et le soir. On essaie à la visite du matin d'enlever les trois pinces hémostatiques ; deux d'entre elles sont détachées sans accident ; à peine, au contraire, la troisième est-elle desserrée et retirée, qu'on voit apparaître dans la plaie un flot de sang artériel. Comme on savait exactement que l'on avait la veille appliqué cette pince sur une branche de petit calibre, sortant directement de l'artère axillaire, on plaça un doigt sur le point d'où devait sortir le sang, ce qui fit cesser l'écoulement ; sur ce doigt on glissa une nouvelle pince hémostatique, et on put du premier coup étreindre le vaisseau, car l'hémorrhagie cessa aussitôt. On fut surpris de voir que le séjour de la pince pendant vingt-quatre heures n'avait pas suffi à procurer une hémostase durable.

Le 14. Même état.

Le 15. Diminution de la fièvre ; les jours suivants, les choses se passent assez bien ; les douleurs sont nulles ; la circulation et l'innervation du bras sont normales. La plaie se déterge lentement et reste un peu sèche et un peu livide, sans présenter toutefois la moindre inflammation à son pourtour. La pince hémostatique est retirée après être restée trois jours ; aucune hémorrhagie nouvelle ne se manifeste.

La soif est modérée ; l'appétit renaît, le sommeil est tranquille et le moral rassuré. On administre des lavements et un laxatif. Le ventre est tout à fait indolent. La tumeur abdominale ne présente aucune modification ; seule la température reste un peu élevée : le 18, elle est encore à 38° le matin, et à près de 39° le soir.

Ce jour-là, la malade accuse de l'oppression et une toux sèche. Elle croit avoir eu froid ; on pratique l'auscultation dans le soupçon d'une pleurésie ; la respiration s'entend dans les deux poumons, et l'on perçoit seulement des râles sibilants et ronflants et quelques râles muqueux à la base droite. On croit à de la congestion pulmonaire surajoutée à l'emphysème ordinaire. (Potion de Todd, quelques sinapismes simplement sur la poitrine.) Tout se calme bientôt.

Le 21. Nouvel accès d'oppression ; mêmes symptômes du côté du poumon ; point d'expectoration, douleur au genou droit ; rien aux autres articulations ni aux viscères abdominaux ; fièvre assez marquée, sans frisson ; 38° le matin, 39° le soir. La plaie n'est point enflammée, mais elle est sèche, terne, comme tannée, et on la croirait toute récente. La couche granuleuse ne se forme pas. Du reste, nulle douleur et point d'odeur, à cause des pansements réitérés.

Le 22. Apparition des règles à leur époque accoutumée. Le soir, deux frissons légers ; sueur, face vultueuse. T. 39,4.

Le 24. La douleur du genou a disparu ; tuméfaction dure et douloureuse à la partie inférieure de l'avant-bras ; langue sèche. T. 38,4 le matin et 40,2 le soir. Troisième attaque de suffocation qu'on croit causée par des embolies pulmonaires venues de la veine axillaire. La pyohémie est rendue probable par l'élévation de la température, les frissons, les douleurs du genou et de l'avant-bras.

Le 25. Le visage, qui jusqu'alors avait conservé bon aspect, est devenu terreux et profondément altéré ; langue sèche, pouls rapide, dyspnée continuelle ; l'auscultation donne toujours les mêmes résultats. Le soir, vers 3 heures, quatrième accès de suffocation. Hémorrhagie artérielle foudroyante venant du fond de la plaie ; perte de connaissance ; mort en quelques instants.

Autopsie. — Cadavre bien conservé, sans trace de putréfaction ; la tumeur de l'abdomen du volume du poing, libre, arrondie, siége dans le lobe gauche du foie ; elle est ramollie et diffluente à son centre ; peut-être a-t-elle un peu grossi depuis l'opération ; à sa surface libre et recouverte du péritoine, on ne remarque aucune trace d'inflammation ancienne ou récente, elle est constituée par de l'encéphaloïde type.

Le foie, stéatosé dans toute son étendue, ne renferme pas d'autres tumeurs ; les autres viscères abdominaux sont également sains.

Cœur normal, un peu de sérosité dans les plèvres ; les poumons sont volumineux et ne s'affaissent point après leur extraction de la poitrine ; leur surface est irrégulière, bosselée, parsemée de noyaux durs, saillants, blanchâtres, de volume variable, depuis celui d'un pois jusqu'à celui d'une grosse noix. L'intérieur de l'organe est également farci d'une quantité innombrable de noyaux cancéreux plus ou moins volumineux et plus ou mions durs. On peut dire que dans les deux poumons, *il y a moins de parenchyme que de cancer*. On ne trouve, malgré l'examen le plus minutieux, aucune trace d'infarctus.

Emphysème sur le bord antérieur des deux côtés, congestion assez forte du côté droit.

Rien au genou ; un peu de sérosité louche dans le tissu cellulaire, à la partie inférieure de l'avant-bras.

L'hémorrhagie provenait de l'artère axillaire qui était complètement divisée en travers avec écartement des deux bouts. Il est probable que cette section a été effectuée par une des pinces hémostatiques involontairement appliquée sur l'artère. Les deux bouts de la veine axillaire étaient fermés par un caillot.

L'examen microscopique de la tumeur, des ganglions et des dépôts secondaires a montré partout les caractères du cancer encéphaloïde.

XLVIII. — Cancer de la clavicule. Ablation. Hématémèse foudroyante. Cancer de l'estomac. (Mém. de Marchand, Soc. chir., juin 1881.) — Homme âgé de 62 ans. Il porte au niveau de la partie moyenne de la clavicule gauche une tumeur du volume d'un gros œuf de poule. Son début ne remontant pas à plus de dix mois, le développement avait été assez rapide. Il y avait eu au début des douleurs excessives qui plus tard étaient devenues plus tolérables.

Il s'agit évidemment de l'os lui-même. La clavicule est entourée de tous côtés par le tissu nouveau. Aux deux extrémités de la tumeur, elle se continue directement avec lui, brusquement et sans présenter d'augmentation de volume ; elle est comme coupée court en ce point. Fait qui présente une haute importance diagnostique, la continuité de l'os est interrompue, comme permettent de le constater les déplacements étendus qu'on peut faire subir à ses deux extrémités.

La consistance de cette tumeur est celle d'un tissu ferme, solide, élastique, ne présentant aucun point ramolli, tout à fait différente de celle qu'aurait offerte une tumeur osseuse ou particiellement ossifiée.

La peau est saine, nullement distendue, libre profondément ; elle est parcourue par un réseau veineux très développé.

La tumeur se déplace assez facilement en totalité, on en peut induire que ses connexions profondes sont lâches et qu'elle pourra être isolée sans de grandes difficultés de ce côté. Il n'existe du reste aucun phénomène de compression vasculaire ou nerveuse, nonobstant le voisinage immédiat des organes si importants de la région.

Des douleurs lancinantes reviennent spontanément, tandis que les pressions sont facilement tolérées. Les fonctions du membre supérieur sont entravées comme dans la fracture de la clavicule ; le membre supérieur repose presque inerte contre la poitrine ; l'abduction et l'élévation du bras sont absolument impossibles.

L'âge du malade, le volume relativement restreint de la tumeur, son accroissement régulier et continu, la destruction de l'os, l'état général même sensiblement affecté portent à croire dès l'abord qu'il s'agit d'un néoplasme malin, d'un carcinome de l'os, et d'un carcinome primitif, car nous ne découvrons nulle part d'autre foyer pathologique.

Les fonctions de l'appareil gastro-intestinal sont à peu près régulières, l'appétit diminué, mais les digestions faciles et les selles normales ; il y a seulement une diarrhée sans importance, chaque fois que le malade s'écarte de son régime habituel.

Opération. Incision cruciale dont les branches sont parallèles aux deux grands diamètres de la tumeur. Les quatre lambeaux, ainsi tracés, sont successivement relevés à la face supérieure de la tumeur mise à nu.

Il fallut procéder par une dissection véritable et non par simple décollement, car les tissus sous-cutanés se confondaient profondément avec elle. La clavicule fut isolée dans une étendue de 2 centimètres de chaque côté, et sciée à ce niveau sur la sonde de Blandin. La séparation vers la profondeur fut laborieuse, une vingtaine de ligatures furent appliquées. L'artère scapulaire supérieure, anormalement développée et qui avait atteint le volume de la radiale, adhérait au néoplasme par un tissu assez serré ; elle dut être sectionnée entre deux ligatures.

Toute la région claviculaire se trouve ainsi mise à découvert, mais les organes qui la traversent n'ont nulle part été dépouillés de leur gaîne celluleuse.

On place le membre dans une écharpe de Mayor, le bras est affermi contre le tronc par un bandage de corps. La plaie est pansée à plat suivant les méthodes recommandées par M. Verneuil (tarlatane, charpie imbibée d'eau phéniquée.)

(Suit la description macroscopique et microscopique de la tumeur qui était un carcinome dur.)

Les suites de l'opération sont d'abord très simples, la marche de la plaie fort régulière. Les phénomènes du bourgeonnement et de la cicatrisation se succèdent sans la moindre complication. Au bout de trente-deux jours, l'organisation de la cicatrice était presque entièrement terminée, et le malade qui depuis quinze jours après l'opération se levait toute la journée, se disposait à regagner son pays. Les pansements n'offrant rien de spécial avaient été confiés à un infirmier.

L'avant-veille du jour qui avait été fixé pour le départ, M. Marchand fut brusquement appelé à 10 heures du soir pour un grave accident qui venait de se manifester.

Depuis deux ou trois jours, le malade avait perdu l'appétit; et sans cause apparente, il s'était senti indisposé depuis le matin. Il avait néanmoins dîné légèrement à son heure habituelle. Deux heures environ après ce repas, il fut pris d'un vomissement de sang d'une abondance extrême. M. Marchand trouva à son arrivée une cuvette de la contenance de deux litres environ remplie de sang, et de liquides noirâtres provenant de l'estomac. Le malade expirant, succomba en sa présence. L'autopsie ne put être pratiquée.

XLIX. — Tumeur encéphaloïde du tibia chez un homme de 22 ans. État général assez mauvais. Amputation de la cuisse. Mort au sixème jour d'hémorrhagie foudroyante par la fémorale. Noyaux cancéreux dans les ganglions inguinaux et pelviens et dans le foie. (Lawrence, Méd. chir. Transactions, 1832, t. XVII, p. 39.)

L.—Cancer encéphaloïde de la cuisse chez un homme de 25 ans. Malade émacié, mais non cachectique. — Désarticulation de la

hanche ; la plaie donne presque tout le temps un écoulement fétide ;
température à 40°. Mort au quatorzième jour. Noyaux cancéreux
dans les poumons. (Fayre, med. Times et Gazette, 1866, t. II,
p. 3.)

Péritonite.

L1. — Sarcôme cystique de l'ovaire gauche pris pour un fibrôme
utérin. Injection d'ergotine. Rupture d'une poche. Mort prompte.
Tumeurs secondaires (Ziembicki). Tumeurs solides de l'ovaire.
(Thèse de Paris, 1875, p. 77.) Jeune fille de 16 ans, grande, brune,
forte, santé splendide, état général excellent ; arrivée depuis peu
de la campagné où elle se livrait aux travaux des champs. Réglée
depuis un an et en très grande abondance. Le ventre a grossi depuis trois mois surtout, de façon à devenir apparent. Tumeur abdominale du volume d'une tête d'enfant, exactement située sur la
ligne médiane, adhérente à l'utérus, mobile, indolente, de consistance très différente, ici dure et là molle. Point d'ascite. La tumeur soulève la paroi qui s'applique très exactement sur sa face
antérieure.

Après un examen très attentif, on diagnostique un myôme utérin
à marche rapide, que l'on se propose de traiter par les injections
sous-cutanées d'ergotine.

Les rapports intimes de la tumeur avec la paroi abdominale antérieure permettent de porter directement le liquide dans son parenchyme. M. Verneuil fait donc lui-même une première injection de
10 gouttes à distance égale de l'ombilic et du pubis.

Il n'en résulte aucun effet fâcheux. Une seconde injection de
15 gouttes est faite huit jours après avec toutes les précautions nécessaires par un des internes les plus distingués de M. Verneuil,
devenu peu d'années après chirurgien des hôpitaux.

Des accidents soudains et terribles éclatent quelques instants
après. Dès le soir même une péritonite généralisée est évidente,
on la combat vainement par les moyens les plus énergiques. M. Verneuil la constate lui-même le lendemain matin ; la mort survient
dans le courant de la journée.

A l'autopsie, au lieu d'un myôme utérin, on trouve une tumeur
de l'ovaire, solide en majeure partie et creusée de cavités rem-

plies d'une bouillie colorée par le sang et constituée par du tissu fibro-plastique embryonnaire. La paroi externe d'une de ces poches, très mince et peu résistante, s'est rompue dans une étendue de 7 centimètres et a laissé son contenu tomber dans le péritoine avec une quantité considérable de sang non coagulé.

La tumeur adhère en plusieurs points de sa circonférence avec l'utérus, la vessie, le mésentère et l'intestin; plusieurs noyaux sarcomateux variant du volume d'un pois à celui d'une noisette existent derrière la vessie et dans les glandes mésentériques ; en deux points où l'intestin grêle adhère, sa paroi est envahie dans toute l'épaisseur par le tissu morbide qui fait déjà saillie dans la cavité même de l'iléon.

L'utérus est sain.

LII. — Ascite, chez un homme de 38 ans. Paracentèse et péritonite mortelle. Cancer de l'épiploon, des ganglions mésentériques, du péritoine pariétal et du foie. (Barlow, Guy's Hosp. Rep. 1860. t. XIV, 3º série p. 333.)

LIII. — Sarcocèle chez un jeune homme de 25 ans. Ponction. Accidents nerveux. Symptômes de péritonite suraiguë. Mort le même jour. Déchirure d'une tumeur ganglionnaire rétrohépatique, ouverture dans le péritoine. (Robert, Confér. de clin. chirurg. p. 444, 1860.)

Lymphangite et Erysipèle.

LIV. — Cancer du pied et de l'aine chez une femme de 58 ans, assez bien portante. Un peu de marasme (?). Opération sur les deux foyers. Lymphangite. Deux pansements de Lister par jour. Mort le neuvième, avec collapsus et délire. (Dittel, de Wien, in Ersahrungen über die Wundbehandlung nach Lister, avril 1877, p. 123, obs. 105.)

LV. — Tumeur du sein chez une femme de 53 ans et glandes axillaires. Extirpation. Mort le neuvième jour. Erysipèle et pleurésie. Noyaux dans les deux plèvres et très nombreux dans le foie. (Billroth, Clin. Chirurg. p. 216).

LVI. — Cancer du rein opéré par Blandin : pas de signes d'infection. Mort d'érysipèle au bout de peu de jours. Noyaux dans le foie. (Broca, Traité des tumeurs, p. 287, t. I.)

LVII. — Cancer du testicule. Castration. Pansement de Lister. Mort le 9º jour. Tumeur cancéreuse des ganglions lombaires. (Longuet, Maladies du foie et traumatismes ; th. Inaug. 1877. p. 46 ; (Mém. de M. Verneuil. Obs. VII). Piat, 43 ans, architecte, de taille moyenne, robuste et très bien portant en apparence, entre le 22 février 1876 à la Pitié, salle Saint-Louis, nº 18, pour une affection du testicule droit. Il a toujours joui d'une bonne santé ; aucun accident syphilitique ni strumeux.

A 17 ans, oreillons à la suite desquels serait survenue une atrophie très notable du testicule gauche, qui actuellement n'est pas plus volumineux qu'un gros haricot ; le testicule droit paraît en revanche un peu plus volumineux qu'à l'état normal.

Piat, militaire pendant trois ans, n'eut qu'un écoulement passager ; marié à 28 ans, il perdit bientôt son premier enfant, le 2º est très bien portant.

A 38 ans, il remarque le long du bord postérieur du testicule droit une petite excroissance de chair, qui augmenta peu à peu et envahit d'une façon insensible le testicule lui-même.

En juillet 1874, la tumeur ainsi formée avait le volume d'un œuf de poule ; elle avait grossi sans provoquer la moindre douleur. Depuis 18 mois cependant, il est survenu quelques élancements, la marche est devenue pénible et la pression douloureuse.

Le 11 décembre dernier, un médecin fit une ponction et retira un verre et demi de liquide jaune, limpide, semblable à de l'urine, mais il resta une grosseur après la ponction.

Etat actuel. — Du côté gauche, atrophie considérable du testicule ; à droite, tumeur qui dépasse le volume des deux poings ; elle est régulièrement ovoïde, à grand axe vertical ; sa grosse extrémité est en bas ; sa petite arrive jusqu'à l'entrée du canal inguinal. Les enveloppes scrotales sont très mobiles à sa surface : nulle part on ne trouve d'adhérences des téguments aux parties profondes. La tumeur présente en avant et latéralement une fluctuation manifeste ; il y a du liquide dans la tunique vaginale et lorsqu'on vient

Cerné.   6

à la déprimer, on arrive sur une masse dure, dense, résistante et bosselée. En arrière et en bas, on touche immédiatement la tumeur sans interposition de liquide, et on sent une série de nodosités sur une longueur de de 8 à 10 centimètres.

Le 21 février, M. Verneuil fait une ponction ; la tumeur qui avait auparavant 32 centimètres dans sa plus grande circonférence, n'en mesure plus que 24 ; la quantité de liquide évacuée est d'environ 500 grammes : c'est de la sérosité citrine semblable à celle d'une hydrocèle ordinaire.

On prescrit le traitement antisyphilitique mixte, à savoir : une pilule de protoiodure le matin, et un gramme d'iodure potassium le soir.

Le 18 mars, M. Verneuil fait encore une ponction, après laquelle la partie solide a 27 centimètres de circonférence ; la tumeur s'accroît donc bien.

L'état général du malade est toujours bon ; il n'a aucune difficulté à uriner ; le toucher rectal n'indique aucun engorgement profond ; les ganglions iliaques semblent parfaitement sains.

En résumé on a affaire à une tumeur testiculaire compliquée d'un épanchement vaginal assez considérable ; cela permet d'éliminer immédiatement certaines affections, telles que l'hématocèle et la vaginalite chronique. La tumeur ne peut être un testicule syphilitique ; Piat nie formellement toute infection et n'en porte du reste aucune trace. D'ailleurs le testicule syphilitique dépasse très rarement le volume d'un citron ; enfin il ne résiste guère au traitement spécifique qui a été vainement employé ici. L'affection est donc de mauvaise nature, sans qu'aucun signe spécial puisse en déterminer avec certitude l'espèce anatomique. On incline toutefois vers le cancer ordinaire.

Devant l'insuccès de la thérapeutique et les progrès de la tumeur, on se décide à faire la castration que, du reste, rien ne paraît contre-indiquer, l'état général du patient paraissant aussi bon que possible.

L'opération est faite le 22 mars sans difficulté spéciale. On place un gros tube à drainage dans le fond de la plaie dont on réunit les bords par des points de suture métallique ; le tout est recouvert par les pièces du pansement de Lister. Dans la journée, vers trois ou

quatre heures, vomissements, léger frisson, quelques petits picote-
ments dans la plaie.

23 mars. Agitation et insomnie pendant la nuit, vomissements le
matin. Le pansement de Lister est enlevé ; la plaie est légèrement
tuméfiée. Un nouveau pansement est replacé.

24 mars. Insomnie, agitation ; le scrotum est rouge et gonflé ;
il sort par les drains un pus mal lié, à demi séreux. On enlève
quelques sutures métalliques, et l'on place sur les bourses un vaste
cataplasme. On fait à plusieurs reprises des injections phéniquées
dans le tube à drainage.

25 mars. Vomissements, pas de douleurs spontanées ni frissons,
un peu de gonflement douloureux à la pression dans l'aine droite
et à l'hypogastre ; deux traînées rougeâtres le long et au-dessus de
l'arcade crurale. Inappétence, teinte subictérique des conjonctives ;
ablation du reste des points de suture.

26 mars. Insomnie absolue, douleurs cuisantes dans la plaie, parole brève, discours incohérents ; une rougeur nettement érysipé-
lateuse envahit le scrotum, qui est tuméfié.

27 mars. Bourses moins tendues ; face légèrement subictérique ;
eau de sedlitz.

28 mars. Plaques gangréneuses à la face inférieure des bourses ;
4 grammes d'alcoolature d'aconit. Le soir les traits s'altèrent; nouveaux vomissements.

29 mars. Face blême, amaigrie, traits altérés, oppression très
marquée ; l'érysipèle s'étend au thorax et à la cuisse droite ; le
pouls devient petit, fréquent. Mort dans la nuit.

A l'autopsie, on ne trouve rien dans les poumons ni dans les
reins ; mais près du hile du rein gauche, on observe une tumeur
ganglionnaire grosse comme une orange ; le foie, gras, présentait
à côté de quelques foyers ramollis, une petite masse angiomateuse.

L'examen microscopique du testicule et des ganglions préver-
tébraux, fait avec le plus grand soin, démontre que la tumeur était
un véritable cancer.

LVIII. — Tumeur médullaire du cou chez un homme de 23 ans.
Ablation incomplète. Erysipèle et mort prompte. Noyaux cancéreux dans le thymus, le poumon et le rein. (Travers, chir. trans.,
t. 17, p. 381.)

Phlébite et pyohémie.

LIX. — Sarcocèle chez un homme de 40 ans. Signes de généralisation. Castration. Sphacèle de la plaie. Mort rapide. Thrombose des veines iliaques. Tumeur ganglionnaire abdominale. (Israël, arch. für clin. chir. 20e vol., p. 46. 1876.)

LX. — Lymphadénome cervical. Extirpation incomplète. Hémorrhagies et thrombose. Mort prompte. Tumeurs secondaires dans le corps thyroïde et le foie. (Mém. de M. Verneuil, obs. IV).

A. S., 30 ans, bonne santé pendant son enfance ; point de traces de scrofule. Il y a trois ans, petite glande dure et mobile au sommet du triangle sus-claviculaire gauche. Elle reste stationnaire pendant un an, puis s'accroît par suite du froid et des privations. Une autre apparaît à côté, toutes deux grossissent, sans douleur du reste.

Entrée à l'hôpital, le 18 novembre 1871. Tumeur grosse comme le poing, au-dessous de l'angle de la mâchoire, étendue du bord du larynx au bord antérieur du trapèze et de l'oreille jusqu'à deux travers de doigts de la clavicule ; lobulée, ayant la consistance de l'hypertrophie glandulaire ; un peu mobile sur les parties profondes, recouverte de peau saine ; quelques ulcérations sur l'amygdale et la voûte palatine.

Ni bourdonnements d'oreille, ni céphalagie, ni douleurs ; respiration libre ; auscultation négative ; un peu de toux la nuit depuis quelques jours. Bonne santé, appétit et digestion naturels. L'aspect général est celui d'une personne délicate, mais non scrofuleuse. La mine est bonne, quoique le teint soit pâle.

On essaie en vain plusieurs agents médicamenteux, internes et externes, et l'on se décide à opérer le 10 janvier. Malgré tous les efforts faits pour énucléer la tumeur, on est obligé de laisser l'opération incomplète, à cause des adhérences de la masse ganglionnaire aux parties profondes

Plusieurs vaisseaux sont ouverts. La jugulaire interne est rompue en travers, les deux bouts sont liés. On pratique encore de nombreuses ligatures, après quoi on panse avec l'alcool et la charpie.

(1) Bourdon. Bull. Soc. anat., janvier 1872, et thèse de Bergeron, p. 86.

Dans la journée, hémorrhagie. On lie quelques vaisseaux, et on touche plusieurs points de la plaie anfractueuse avec le perchlorure de fer.

Déglutition et toux très pénibles. La nuit suivante, nouvelle hémorrhagie. Le lendemain, application de glace pour prévenir l'issue du sang. Déglutition très difficile. Fièvre intense. Le 13, on enlève du fond de la plaie la charpie et des caillots. On constate la formation de clapiers.

Le 14, ictère léger qui augmente la nuit suivante. La malade se lève, se promène en criant, se débat au point qu'il faut l'attacher. Elle succombe à cinq heures du matin.

On trouve à l'autopsie les restes de la tumeur, enveloppant les vaisseaux carotidiens et surtout la veine jugulaire interne et ses deux bouts liés. Dans le supérieur se trouve un caillot qui remonte jusque dans le sinus latéral.

Le corps thyroïde est altéré dans sa moitié gauche. Le foie renferme deux petits noyaux secondaires.

L'examen microscopique montre qu'il s'agit d'un lymphadénôme, ayant débuté dans les ganglions et envahi secondairement le corps thyroïde et le foie.

LXI. — Tumeur fibro-plastique de la cuisse. Ablation. Récidive locale. Nouvelle extirpation. Nouvelle récidive. Désarticulation de la hanche. Mort 28 jours après. Pyohémie. Altération colloïde de plusieurs ganglions de l'abdomen. Verneuil, obs. X, Mémoire sur la désarticulation de la hanche. Bul. de l'Acad. méd. 1877, p.1176.)

Louise S..., 32 ans, taille moyenne, forte structure, aucune maladie constitutionnelle. En 1865, tumeur apparue sans cause appréciable à la partie postérieure de la cuisse, très mobile, indolente, ressemblant à un lipome. En novembre 1867, elle a le volume d'une tête d'enfant, parfaitement circonscrite, moins mobile, offrant une fausse fluctuation, recouverte de la peau non adhérente, sillonnée de quelques veines.

Opération le 31 janvier 1868. Enucléation et section de deux points adhérant au nerf sciatique et au muscle biceps. Une seconde tumeur se prolonge jusque sous les muscles fessiers. Cicatrisation en deux mois. Récidive assez prompte. Nouvelle opération à la fin de l'année. Il fallut réséquer 10 à 12 centimètres du nerf sciatique. Suites bénignes. Cicatrisation toutefois un peu plus lente. La malade rentre chez elle et s'exerce à marcher avec des béquilles, la jambe étant naturellement paralysée. Nouvelle récidive, à marche rapide, avec douleurs vives. La tumeur, du volume d'une tête d'enfant, occupait le tiers moyen de la cuisse, et se prolongeait en haut, recouverte par la peau distendue et la cicatrice boursouflée. Elle est molle comme une collection liquide. M. Verneuil hésitait beaucoup à faire une nouvelle opération. L'état général n'était plus aussi bon, il y avait de l'amaigrissement. L'anorexie, l'inquiétude, les douleurs, les narcotiques employés pour donner du calme, tout contribuait à expliquer la perte de l'appétit et la diminution des forces ; cependant l'examen organique, fait très attentivement, ne révélait aucune contre-indication formelle. On pratiqua donc la désarticulation de la hanche le 20 avril 1869. La perte de sang fut minime, aucune réunion ne fut tentée. A son réveil, la malade est prise de vomissements incessants qui se prolongent pendant 5 jours.

Le 27, Amélioration générale. La fièvre tombe, l'appétit renaît.

Le 5 mai, diarrhée, fièvre, thrombose de la veine iliaque ; la pyohémie se déclare; phlegmatia alba dolens de l'autre membre; la malade s'affaiblit de plus en plus ; elle ne peut rien prendre sans vomir. A diverses reprises la respiration s'embarrasse, l'amaigrissement fait des progrès rapides. La mort survient le 18 mai, 28 jours après l'opération.

A l'autopsie on trouve des lésions considérables dans les vaisseaux ; les abcès métastatiques de la pyohémie; le foie stéatosé ainsi que le rein ; les viscères ne renferment point de dépôts colloïdes secondaires, mais plusieurs ganglions lymphatiques de l'abdomen sont envahis.

L'examen microcospique de toutes les tumeurs avait montré qu'elles sont formées par les divers éléments du tissu conjonctif.

LXII. Tumeur du sein droit ulcérée, du volume d'un thaler, chez une femme de 48 ans. Ganglions axillaires. Extirpation. Mort le septième jour de pyohémie. Noyaux cancéreux dans le foie. (Billroth. Clin. chir., p. 26.).

LXIII. Tumeur du sein, du volume d'une grosse pomme chez une femme de 38 ans. Ablation. Mort le quinzième jour de pyohémie. Noyau dur, gros comme un haricot, dans le foie. (Id.)

TABLE DES MATIÈRES

Paris. — A. PARENT, imprimeur de la Faculté de médecine, rue Monsieur-le-Prince, 31.
A. DAVY, successeur.